龙江杏林医案医话

周尚才　主审

周静威　主编

U0130053

全国百佳图书出版单位
中国中医药出版社
·北京·

图书在版编目（CIP）数据

龙江杏林医案医话 / 周静威主编 . —北京：中国中医药出版社，2023.9

ISBN 978-7-5132-8127-0

Ⅰ . ①龙… Ⅱ . ①周… Ⅲ . ①中医临床—经验—中国—现代 Ⅳ . ① R249.7

中国国家版本馆 CIP 数据核字（2023）第 072751 号

中国中医药出版社出版

北京经济技术开发区科创十三街 31 号院二区 8 号楼

邮政编码 100176

传真 010-64405721

三河市同力彩印有限公司印刷

各地新华书店经销

开本 880×1230 1/32 印张 7.75 字数 163 千字

2023 年 9 月第 1 版 2023 年 9 月第 1 次印刷

书号 ISBN 978-7-5132-8127-0

定价 39.80 元

网址 www.cptcm.com

服 务 热 线 010-64405510

购 书 热 线 010-89535836

维 权 打 假 010-64405753

微信服务号 zgzyycbs

微商城网址 https://kdt.im/LIdUGr

官 方 微 博 http://e.weibo.com/cptcm

天猫旗舰店网址 https://zgzyycbs.tmall.com

《龙江杏林医案医话》
编委会

周　序

　　我父亲、伯父、爷爷都从事中医药事业。父亲和伯父在爷爷的培养下熟读经典及各家学说，学成后因家乡（河北武安）闹灾荒而闯关东。父亲在富拉尔基开药店并坐堂行医，伯父在四平市开诊所，都是当地名医，受到老百姓的认可和称赞。父亲是中医师；伯父后经录用，成为四平市市立医院中医科主任。

　　我出身于中医世家，自幼学习中医，耳濡目染他们"疗痼疾，起沉疴"，使我对中医产生了浓厚的兴趣。我亲自听到父亲和伯父谈话，说："孩子将来要做医就做一个好中医，不能一瓶子不满，半瓶子晃荡，耽误病人。"我将这句话深刻地记在心里，先后学习了《汤头歌》《药性歌括四百味》，后通读《神农本草经》《陈修园医学全书》《医宗金鉴》《伤寒论》《金匮要略》《温病条辨》《医学衷中参西录》和《时氏医书丛刊》等经典著作。

1965 年父亲因病英年早逝，当时正值我高中毕业。我是家中长子，为了帮助母亲养育弟弟妹妹，不得不参加工作，但我一直坚持自学中医。这时我找到了中医学院试用教材（第四版），挤时间刻苦学。记得有一个星期天，我在家中学《伤寒论》，由于沉浸在学习的乐趣中，忘记了时间，东北屋子冷，竟把脚冻伤了。还有一次在书店，我发现了第五版教材《中药学讲义》，才 2 元钱一本，但我兜里没钱，央求母亲给我 2 元钱买下。星期天我到公园围着树转圈，如饥似渴，逐字逐句地看完了一本 200 页的《中药学讲义》，并和第四版做了对比，哪些地方有改动了。

后来母亲积劳成疾，体弱多病，我多次开方，先读给母亲，她同意后（母亲也懂中医），我再到药店去买。我给亲属看病，也受到了他们的认可。后来我的孩子生病，都是我开方治好的，所以很少到医院治疗。我有四个孩子，我那时都是边看孩子边看中医书。

1979年，我有幸和弟弟周尚明参加新中国成立后的第一次选拔中医药人员考试。由于被黑龙江省卫生厅评定为中医师，我被分配到齐建医院，1988年晋为中医主治医师。在医院工作期间，我函授学习了张仲景国医大学的课程，撰写了《谈周易与元素周期表》等论文，参加上海首届中医药工程国际学术会议，并获得论文证书，我还写了《治疗小儿咳嗽的经验总结》和《治疗小儿肾小球肾炎的经验总结》，并在青岛举行的儿科学术会议上做大会报告。党的十四大之后，我"下海"开办周尚才中医诊所，学以致用，从用中去学，边临床，边学习。这时我学习了叶天士、邓铁涛的医案集，以及朱良春的用药经验及作品，学习了由中医大家、专家教授们编写的《碥石集》，从第二册到第八册，跟上中医时代的前沿。

为了培养下一代接班人，在我的三儿子周静威填写高考志愿书时，我和弟弟为他填写了第一志愿：北京中医药大学。他

3

目前是北京中医药大学东直门医院肾病科主任，博士生导师。我大儿子在齐齐哈尔市开办周静钢中医诊所。我大孙子周重谕毕业于齐齐哈尔医学院，也要把中医事业传承下去。

我多次来京看望儿子，每次都到书店购买中医方面的书籍，每次来京都留些治愈的医案，供他参考，但没有出书的打算，仅留给子孙后代。后来在儿子的劝导下，为使更多的同道受益，我同意出版书籍，为继承和发扬中医学作点贡献。

中医学博大精深，源远流长，是几千年来中华民族灿烂文化的瑰宝，是防病治病的智慧结晶，我越来越感到中医药学知识像大海一样，我学到的仅是沧海一粟，写的东西仅供同道参考，希望大家提出宝贵意见。

周尚才

2023 年 1 月

王 序

　　"平凡之中见伟大，细微之处见精神。"
这句话用在周先生身上，一点也不为过。
先生一生经历坎坷，却不忘弘岐黄之道，
终有所成；一生心怀大德，誓愿普救含灵
之苦，医人无数；一生甘于寂寞，无作功
夫形迹之心，默默奉献。周先生是中医励
志成才的楷模，足以为后学者效法。

　　周家世代业医，精于内科大方脉诸病、
外科妇儿诸科，至周尚才先生处，更为发
扬光大。先生少而聪敏，幼承庭训，自小
广览《黄帝内经》《伤寒论》《金匮要略》
《神农本草经》及历代诸家经典，志于岐
黄，勤求博采。弱冠之年，失怙辍学，打
工以补家用，然不辍好学之志，自学中医
高校教材，曾于冬日下工之余，拥被衾苦

读，专心致志，不知天寒，冻伤双足，足见先生好学之心，堪与范文正公划粥断齑媲美。尔后用之临床，屡次治愈亲人及乡邻。1979年，先生参加新中国第一次选拔中医药人员考试，在齐齐哈尔地区独占鳌头，被黑龙江省卫生厅评为中医师后分配到齐建医院，接受系统西医教育，焚膏继晷，日夜苦干，理达中西汇通，技能治愈沉疴。

先生平素善于总结，颇有陶士衡"日搬百砖"之功，凡行有所得，学有所悟，时时笔录，不意竟集腋成裘。现由其子周静威教授辑录成册，名为《龙江杏林医案医话》，有幸一览为快。见先生医案于内外妇儿均有妙案，尤擅内科急症或重症。医案中时见伤寒经方，时见温病时方，时杂《千金》《外台》方药，时兼金元名家心法，遣方用药如圆盘走珠，活泼灵动。论药用药既宗神农、弘景，又师法后世本草及近现代诸贤。论医理则一决于《内经》，守正求本。尤为难得者，先生将一生临床经验笔录为"大海拾贝"，可见先生既神明于成法，又变化于规矩。读此书，虽不至韦编三绝，但宜精读之、细品之，相信必有所获。此书即将付梓，故乐为之序。

王耀献

癸卯年春月

目　录

临床篇

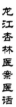

论文篇

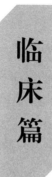

临床篇

常见内科病证辨证治疗

一、肺系病证

（一）咳嗽

例一 赫某，女，66 岁，2013 年 1 月 24 日初诊。

病史：该患者于 1 月 18 日出现发热恶寒、咳嗽、头身痛，舌淡紫，脉虚。药用荆防败毒散加减 1 剂后，出现咽痛、会厌红肿、咳嗽发热，更用会厌解毒汤（黄连 6 克，栀子 10 克，大黄 10 克，射干 10 克，牡丹皮 10 克，牛蒡子 10 克，郁金 10 克，麻黄 5 克，天竺黄 10 克，白僵蚕 10 克，陈胆星 10 克，浙贝母 15 克，水牛角 60 克，生石膏 30 克，瓜蒌 15 克，桔梗 10 克），服药后咽痛减，仍咳嗽，发热，继用麻杏石甘汤加减，除卧咳重外，他症悉减。患者又到某院就诊，服止咳药、消炎药无效，遂来诊。

主证：咳嗽，平卧加重，咳嗽痛引两胁，不欲饮水，喉鸣如水鸡声，痰黄黏难咳，苔白，脉弦。

中医诊断：咳嗽。

辨证：寒饮射肺。

处方：麻黄 5 克，桂枝 15 克，半夏 15 克，五味子 10 克，干姜 15 克，白芍 15 克，细辛 5 克，甘草 15 克，生石膏 10 克，紫菀 15 克，射干 15 克，瓜蒌 15 克，葶苈子 15 克，黄芩

15 克，生姜 15 克，大枣 6 枚。1 剂。

煎服法：水煎服，日 1 剂。

二诊（2013 年 1 月 25 日）：服药后，诸症悉减。继进上方，加杏仁 10 克。2 剂，水煎服。

三诊（2013 年 1 月 27 日）：服药 1 剂，卧咳止，寐安。现见晨起口苦，纳差，微有咳痰。拟小柴胡汤加减。

处方：柴胡 15 克，黄芩 15 克，半夏 15 克，甘草 10 克，生姜 15 克，大枣 6 枚，干姜 15 克，五味子 15 克，红参 15克，茯苓 15 克，葶苈子 15 克，陈皮 15 克。2 剂，水煎服，药后痊愈。

按语：从该患者的治疗经过可以总结出以下几点经验：①舌质不红，即使出现急性会厌炎的症状，也要慎用或不用水牛角等清热凉血之药，因肺喜温喜润，大量水牛角过于寒凉，导致痰饮留之不去，故咳不得卧。②小青龙汤与射干麻黄汤合方加味治疗寒饮卧咳、喉鸣如水鸡声，效果显著。方中葶苈子虽治肺有热痰而咳不得卧，但与本方中干姜、麻黄、桂枝、紫菀等温性药相配合，相须为用，效佳。痰黄黏难咳，加黄芩、瓜蒌清热化痰。二诊加杏仁，寓麻杏石甘汤之意，加强止咳之效。

例二 初某，女，52 岁，2017 年 6 月 28 日初诊。

主证：咳嗽频作，每次咳嗽 2～3 声，咳嗽发作与情志有关，痰少难咳，平卧加重，咽痒，尿频，苔黄腻，脉两尺虚。

既往史：肺结节。

中医诊断：咳嗽。

辨证：肝火犯肺。

治法：火郁发之，滋阴化痰散结。

处方：防风15克，荆芥15克，薄荷10克，白僵蚕10克，射干15克，甘草10克，乌药15克，葶苈子15克，连翘15克，忍冬藤20克，浙贝母15克，玄参15克，牛蒡子10克，蛇床子15克，桑白皮15克，杏仁10克，天花粉20克，瓜蒌20克，薏苡仁20克。6剂。

煎服法：水煎服。

患者服后痊愈。

（二）喘证

例一 宋某，男，55岁，2010年11月28日初诊。

主证：肺心病，咳喘10余年，活动后喘甚，足凉，唇紫，舌质暗，苔白腻，脉左寸虚伏，右寸关尺弦数。

中医诊断：喘证。

辨证：心气虚，胸阳不振，痰瘀互结。

治法：宣展胸阳，通络化痰，补肾纳气，止咳平喘。

处方：薤白15克，瓜蒌30克，麦冬20克，天花粉20克，当归15克，白芥子15克，莱菔子15克，紫苏子15克，熟地黄30克，石韦15克，车前子15克（包煎），旋覆花10克（包煎），肉桂15克，炙麻黄5克，杏仁10克，生石膏30克，甘草10克，补骨脂30克。6剂。

煎服法：水煎服，日1剂。

二诊（2010年12月4日）：患者服药后明显好转。效不更方，继进上方，加红参15克，黄芪30克。

患者服药后，又按此方连服18剂，咳止喘平，基本稳定，足已温。

按语：上方用瓜蒌薤白汤宣展胸阳，用麦冬、天花粉、当归滋阴补血润肺；用三子养亲汤化痰，用熟地黄、补骨脂、石韦补肾纳气，车前子与旋覆花配合是周平安教授所习用，对于泻肺行气化痰饮，疗效确切。这里用麻杏石甘汤是因为其右脉弦数，肺胃有热。特别是二诊方中加了红参、黄芪之后，效果明显。这种喘是虚实相兼，以虚为主，红参与肉桂配合可改善下肢循环，使足凉转温，红参与熟地黄、补骨脂配合，使补肾作用更强大，药用对症，故疗效显著。

例二 刘某，男，52 岁，2010 年 7 月 23 日初诊。

主证：喘咳，卧时亦咳，寐差，咽痒，舌质暗，有瘀斑脉两寸虚伏。

中医诊断：喘证。

辨证：胸阳不振，肝郁脾虚。

治法：宣展胸阳，开提肺气，活血化瘀。

处方：薤白 15 克，瓜蒌 15 克，半夏 15 克，防风 15 克，柴胡 15 克，赤芍 15 克，白芍 15 克，川芎 15 克，黄芩 15 克，石韦 15 克，葶苈子 15 克，桔梗 15 克，甘草 10 克，丹参 25 克，杏仁 10 克，炙麻黄 5 克，生石膏 25 克。6 剂。

煎服法：水煎服，日 1 剂，药后而愈。

（三）咽炎

例一 高某，女，35 岁，2013 年 4 月 29 日初诊。

主证：咽痒，欲清嗓子，咳嗽，咽痛，舌淡红，苔薄，脉数。

中医诊断：喉痹。

辨证：风热型。

治法：清热疏风散结。

处方：薄荷 10 克，防风 15 克，僵蚕 10 克，甘草 15 克，射干 15 克，金银花 15 克，桔梗 15 克，蒲公英 25 克，连翘 15 克，牛蒡子 10 克（捣），玄参 15 克，杏仁 10 克，紫菀 15 克。4 剂。

煎服法：水煎服，口 1 剂。

患者药后而愈。该患者系教师，讲话多，易生气，后又多次复发，继用此方皆效。

例二 丁某，女，8 岁，2013 年 10 月 20 日初诊。

主证：咳嗽，每咳 1 ～ 3 声，晨起与卧咳较重，持续一周余。咽痒，咽喉壁有小泡，眼眵黄而多，尿黄，便干，舌淡红，苔黄略腻，脉弦数。

中医诊断：喉痹。

辨证：肝肺郁热。

治法：疏风清肺散结，清肝息风。

处方：射干 15 克，防风 15 克，僵蚕 10 克，杏仁 10 克，桔梗 15 克，葶苈子 15 克，黄芩 10 克，天花粉 20 克，玄参 15 克，牛蒡子 10 克（捣），赤芍 15 克，薄荷 10 克，桑白皮 15 克，甘草 10 克。3 剂。

煎服法：水煎服，2 日 1 剂。

二诊（2013 年 10 月 27 日）：服药后，症减，但咳，晨起、夜半为甚，纳差，便稀，脉数。拟以健脾化痰、消食导滞、滋阴止咳为法。

处方：葶苈子 15 克，陈皮 15 克，半夏 15 克，茯苓 15 克，浙贝母 15 克，僵蚕 10 克，射干 15 克，防风 15 克，牛蒡子 10 克（捣），莱菔子 15 克（捣），神曲 15 克，山楂 15 克，枳壳 15 克，连翘 15 克。3 剂。

煎服法：水煎服，2 日 1 剂。

患者服药后愈。

例三　赵某，男，9 岁，2015 年 12 月 20 日初诊。

主证：咳嗽，每咳一声，持续半年余，多方治疗无效，查咽喉后壁有颗粒状突起，苔略黄，脉浮数。

中医诊断：喉痹。

辨证：风热外侵，肺经有热。

治法：疏散风热，解毒利咽，火郁发之。

处方：防风 15 克，荆芥 15 克，射干 15 克，桔梗 15 克，连翘 15 克，甘草 15 克，牛蒡子 10 克（捣），黄芩 10 克，金银花 15 克，桑白皮 15 克，杏仁 10 克，薄荷 15 克，玄参 15 克，赤芍 15 克，天花粉 20 克，枇杷叶 15 克。4 剂。

煎服法：水煎服，2 日 1 剂。

患者共进上方 18 剂痊愈。

按语：西医学之咽炎，属中医学"喉痹"范畴。其特点是清嗓子或咽痒，咽喉壁有颗粒状突起，咳仅有一二声。若外感风热，会引起急性喉痹（急性咽炎），有的会合并急性乳蛾（急性扁桃体炎）。本病治宜宣散风热。基本方：防风、荆芥、薄荷、金银花、连翘、桔梗、甘草、桑白皮、杏仁、牛蒡子、赤芍、花粉、射干、浙贝母、玄参等。慢性咽炎也可用上方加减。

（四）失音

高某，男，68 岁，2005 年 6 月 12 日初诊。

病史：患者突然不能发出声音，嘱其进一步检查，西医诊断为声带麻痹。

主证：语言无声，鼻流清涕，畏寒，舌紫暗，苔白，脉左、右寸脉虚。

中医诊断：失音。

辨证：风寒外束，肺气失宣，心肾阳虚。

治法：疏风散寒，宣肺利气，温补心肾。

处方：细辛 5 克，麻黄 5 克，附子 10 克，桔梗 15 克，防风 15 克，蝉蜕 6 克，紫苏叶 15 克，杏仁 10 克，白僵蚕 15 克，半夏 15 克，生姜 15 克，黑豆 30 克。6 剂。

煎服法：水煎服，日 1 剂。

二诊（2005 年 6 月 17 日）：服药后明显好转，唯有声音嘶哑，舌质暗，继进上方，加川芎 15 克，豆根 15 克，丹参 30 克，黄芪 30 克。6 剂，水煎服，日 1 剂。

三诊（2005 年 6 月 24 日）：服药后，发声清晰，明显好转。但见血压较低，纳差，继进上方，加陈皮 15 克，枳壳 15 克，当归 15 克，增加理气活血功效，并能消食。6 剂，水煎服，日 1 剂。

四诊（2005 年 7 月 2 日）：患者基本痊愈，继进上方 6 剂巩固疗效。

2010 年该患复发本病，继服上方亦愈。

按语：该患素来畏寒，属阳虚体质，又外感风寒，致失音。本人采用了张仲景《伤寒论》中治疗少阴病兼太阳证的麻黄附子细辛汤温经解表，加桔梗、黄芪开提肺气，加防风、紫苏叶、杏仁宣肺，加白僵蚕、蝉蜕、防风息风解痉（针对声带麻痹）而开音，身中寒邪易生痰与瘀，故方中加川芎、当归、丹参、陈皮、半夏、枳壳；因肾经绕咽喉，故加黑豆补肾，同时黑豆也能解附子之毒；用生姜也解附子之毒，并加强散寒之功。由于药中肯綮，故效如桴鼓。

（五）湿温

例一 宋某，女，54 岁，1994 年初诊。

主证：恶心呕吐，口苦，头痛，初起泄泻，服藿香正气水而泄止，但余症不减，苔白腻，脉弦。

中医诊断：湿温。

辨证：邪入少阳。

处方：藿香 15 克，半夏 15 克，竹茹 15 克，黄芩 15 克，陈皮 15 克，青蒿 15 克（后下），蒲公英 30 克，连翘 15 克，紫苏 15 克，神曲 15 克，苍术 15 克，白术 15 克，羌活 15 克，白芷 15 克，滑石 30 克。2 剂。

煎服法：水煎服，每日 1 剂，分 2 次服。

药后，家人来告，药后痊愈。

例二 刘某，女，3 岁，2011 年 4 月 23 日初诊。

主证：发热 38℃，咳嗽，呕吐，大便稀，日行 4 次，尿色深黄，苔黄腻，脉数。

中医诊断：湿温。

辨证：湿热阻遏肺卫。

治法：宣化湿热，透邪达外。

处方：杏仁 10 克，滑石 15 克，通草 5 克，白蔻仁 5 克

（捣，后下），淡竹叶 10 克，厚朴 10 克，薏苡仁 25 克，半夏 10 克，白僵蚕 10 克，片姜黄 10 克，蝉蜕 6 克，苍术 10 克，青蒿 10 克（后下），黄芩 15 克，青黛 10 克（包煎）。1 剂。

煎服法：水煎 2 次，取汁 250mL，每服 30 ～ 40mL，日 3 ～ 4 次。

患儿药后痊愈。

例三 范某，男，30 个月，2016 年 4 月 12 日初诊。

主证：发热 37.4℃，有汗，咳喘，嗜睡，流涕，两颧红，不欲饮水，尿黄，手足凉，指纹浮紫，苔黄腻。某院化验结果示白细胞计数正常，疑似病毒性脑炎拒收入院，建议到外院治疗，到之言无好的治疗办法，遂来诊。

中医诊断：肺炎；湿温。

辨证：表寒里热夹湿。

处方：炙麻黄 5 克，杏仁 10 克，生石膏 20 克，甘草 6 克，白僵蚕 10 克，蝉蜕 6 克，片姜黄 10 克，淡竹叶 10 克，芦根 15 克，青蒿 10 克（后下），黄芩 10 克，金银花 15 克，连翘 15 克，薄荷 10 克，赤芍 15 克，薏苡仁 20 克，郁金 15 克，石菖蒲 10 克，半夏 10 克。1 剂。

煎服法：水煎服。分 2 天服，日服 3 ～ 4 次。

二诊：服药后，诸症悉减。但见夜卧咳嗽，纳差，于上方加葶苈子 15 克，白蔻仁 5 克（捣，后下），生石膏增至 25 克。3 剂，水煎服。

患儿药后痊愈。

按语：患儿身无大热，汗出而喘，流涕，脉浮紧，属寒邪外袭，邪热壅肺；不欲饮水，苔黄腻，尿黄，为湿热所致；手

11

足凉为热深厥深；心主血，心藏神，心主神明，湿热之邪深入血分，扰乱心神故见嗜睡。此即叶天士所说："温邪上受，首先犯肺，逆传心包。"

方以麻杏石甘汤、升降散、银翘散化裁，以清肺热、宣肺解毒，加黄芩、薏苡仁、石菖蒲、郁金、半夏芳香开窍，化浊利痰湿，青蒿能清血分之阴邪，且能透邪外出，方中赤芍活血化瘀。

方药对证，迅速而愈。

二、心系病证

（一）不寐

例一 魏某，女，38岁，2011年1月16日初诊。

主证：少寐，便干，舌淡暗，苔白，脉两寸弦大，关虚。

中医诊断：不寐。

辨证：心胆气虚，肝郁脾虚，血虚夹瘀。

治法：益气养阴，化瘀安神。

处方：知母15克，川芎15克，石菖蒲15克，远志10克，柴胡10克，桃仁15克，红花10克，炒酸枣仁15克（捣），茯苓15克，甘草10克，当归15克，首乌藤30克，枳壳15克，桑椹15克，黄精15克，红参15克，白术15克，木香10克。6剂。

煎服法：水煎服，日1剂。

二诊（2011年1月22日）：患者反映药效显著，嘱继服6剂。

患者继服6剂而愈，嘱服用加味逍遥丸、人参归脾丸，以善其后。

例二　陈某，男，16 岁，学生。

主证：不寐，心烦，胸闷，鼻塞，大便日行 1～2 次，舌边红，脉弦。

中医诊断：不寐。

辨证：肝郁化火，热扰胸膈。

治法：清肝解郁安神。

处方：炒酸枣仁 15 克（捣），茯苓 15 克，知母 15 克，川芎 15 克，甘草 10 克，地骨皮 15 克，丹参 30 克，栀子 15 克，淡豆豉 15 克，薄荷 15 克，首乌藤 30 克。6 剂。

煎服法：水煎服，日 1 剂。

患者服后入睡，病愈。嘱服用加味逍遥丸、人参归脾丸，以善其后。

例三　梁某，男，44 岁，2014 年 9 月 19 日初诊。

主证：不寐，久治不愈，尿黄，尿不尽，大便日 2～3 次，舌紫暗，苔黄腻，脉左寸弦细、关弦大、尺虚，右寸弦、关弦大、尺弦。

中医诊断：不寐。

辨证：阴虚火旺，肝经湿热。

治法：滋阴降火，清热利湿。

处方：苦参 15 克，薏苡仁 25 克，丹参 25 克，败酱草 20 克，乌药 15 克，蒲公英 25 克，黄柏 25 克，牡丹皮 15 克，萆薢 15 克，泽泻 15 克，木香 15 克，漏芦 15 克，王不留行 15 克，赤芍 15 克，熟地黄 25 克，龙胆 10 克，生牡蛎 50 克（先煎），生龙骨 30 克（先煎），苍术 10 克。6 剂。

煎服法：水煎服，日1剂。

二诊（2014年9月25日）：患者服药后，寐佳；现感觉颈项不舒。于上方加葛根20克。

患者继进6剂而愈。嘱继服龙胆泻肝丸、六味地黄丸以巩固疗效。

例四　刘某，女，70岁，2015年4月22日初诊。

主证：不寐，乏力，心慌，不欲饮，大便秘，舌红，少中医苔，脉左寸关弦，右寸大，右关弱于左关，两尺虚。

中医诊断：不寐。

辨证：阴虚血热，肝郁化火。

治法：滋心肾阴，清肝安神。

处方：知母15克，葛根20克，川楝子15克，百合15克，芦根25克，天花粉20克，生地黄30克，蒲公英25克，丹参25克，玄参15克，麦冬20克，炒枳壳15克，决明子15克，白芍20克，紫草15克，怀牛膝30克。12剂。

煎服法：水煎服，日1剂。

二诊（2015年5月5日）：服药后，诸症悉减，右关较虚，继进上方，加炒白术15克。6剂，水煎服，日1剂。

患者服后而愈。

例五　孙某，女，64岁，2015年4月21日初诊。

主证：不寐，心烦，纳差，手心热，情绪不佳，大便日行2～3次，舌边红，有瘀象，舌中苔黄腻，脉右寸弦大、关尺虚伏，左寸虚、关尺伏。

中医诊断：不寐。

辨证：肝郁脾虚，郁而化火。

治法：疏肝健脾安神。

处方：栀子 7.5 克（捣），黄芩 15 克，柴胡 15 克，淡豆豉 15 克，甘草 15 克，香附 10 克，白芍 15 克，红参 15 克，半夏 15 克，生姜 15 克，大枣 7 枚（擘），知母 15 克，败酱草 20 克，薄荷 6 克（后下），川芎 15 克，炒酸枣仁 15 克（捣），茯苓 15 克，丹参 20 克。6 剂。

煎服法：水煎服，日 1 剂。

患者服后而愈，嘱其服用人参归脾丸、加味逍遥丸，以巩固疗效。

例六　郝某，男，75 岁，2015 年 4 月 25 日初诊。

主证：不寐，大便日行 2～3 次，尿黄，舌胖大，苔白，脉弦细。该患曾遭遇车祸，有脑血栓病史。

中医诊断：不寐。

辨证：心脾亏虚，肝郁化火。

处方：柴胡 15 克，当归 15 克，川芎 15 克，生地黄 30 克，赤芍 15 克，首乌藤 30 克，炒酸枣仁 15 克，茯苓 15 克，知母 15 克，薄荷 10 克（后下），败酱草 20 克，丹参 25 克，苦参 15 克。3 剂。

煎服法：水煎服，日 1 剂。

患者服后而愈，嘱其服用人参归脾丸，以巩固疗效。

例七　连某，女，23 岁，2015 年 5 月 3 日初诊。

主证：不寐，尿频，尿黄，大便溏，舌红燥，边有齿痕，脉弦，两尺虚。

中医诊断：不寐。

辨证：心火下移小肠。

治法：清心利尿，透邪达外。

处方：淡竹叶 15 克，生地黄 30 克，甘草 15 克，滑石 15 克，薏苡仁 20 克，首乌藤 30 克，丹参 25 克，牡丹皮 15 克，知母 15 克，茯苓 15 克，败酱草 20 克，苦参 15 克，百合 15 克，乌药 15 克。6 剂。

煎服法：水煎服，日 1 剂。服药后愈。

例八 王某，女，68 岁，2016 年 5 月 4 日初诊。

主证：不寐，胆怯易恐，口渴，喜饮，手热足凉，面黑，小便黄，大便可，舌光少津，质紫暗，脉弦数。

中医诊断：不寐。

辨证：气阴两虚，虚火上炎。

治法：益气养阴，化瘀安神。

处方：炒酸枣仁 15 克（捣），茯苓 15 克，知母 15 克，川芎 15 克，炙甘草 15 克，红参 15 克，丹参 25 克，败酱草 20 克，浮小麦 50 克，大枣 7 枚，熟地黄 30 克，枸杞子 15 克，麦冬 30 克，五味子 15 克，天花粉 20 克，生山药 20 克。6 剂。

煎服法：水煎服，日 1 剂。

二诊（2016 年 5 月 10 日）：诸症悉减，唯有腰酸痛。继进上方，加山茱萸 15 克，肉桂 5 克。6 剂，水煎服，日 1 剂。

患者服药后，2016 年 5 月 19 日，家属来告病愈。

例九 宋某，男，40 岁，2017 年 3 月 2 日初诊。

主证：近日失眠加重，胸闷气短，患有脂肪肝、酒精肝，转氨酶高，血脂高，大便溏，日行 1～2 次，舌淡红，芒刺舌，边有齿痕，脉左关弦大略大于寸、左尺虚，右寸大、右关虚、右尺伏。

中医诊断：不寐。

辨证：肝郁化火，上扰心神，脾虚有痰，胸阳不振。

治法：清心安神，宣展胸阳，化瘀平肝。

处方：五味子15克，丹参25克，败酱草20克，知母15克，蒺藜20克，葛根25克，川芎10克，炒酸枣仁15克，茯苓15克，薏苡仁25克，瓜蒌皮15克，薤白15克，半夏15克，生姜15克，大枣5枚。6剂。

煎服法：水煎服，日1剂。

二诊（2017年3月28日）：症见好转，能入睡但易醒，小便黄，大便稀，舌边有齿痕，舌中一裂纹。于上方加苦参15克，黄柏15克，防风15克，以清热安神平肝；加山药30克，莲子15克，白扁豆20克，以滋脾胃之阴。6剂，水煎服，日1剂。

患者药后而愈。嘱其服人参归脾丸和连蒲双清片以巩固疗效。

例十 刘某，男，64岁，2017年2月26日初诊。

主证：经常失眠多年，近日加重，心烦，坐卧不安，素有高血压病史，小便黄，大便不成形，舌淡胖，苔白，脉弦，尺虚。

中医诊断：不寐。

辨证：肝郁化火，上扰心神。

治法：清肝安神。

处方：栀子15克，豆豉15克，丹参25克，败酱草20克，柴胡5克，白芍15克，炒酸枣仁15克（捣），知母15克，茯苓15克，首乌藤30克，远志10克，葛根30克，钩藤

20克（后下），桑寄生30克。6剂。

煎服法：水煎服，日1剂。

二诊（2017年3月5日）：睡眠明显好转，效不更方，继进上方6剂，水煎服，日1剂。

患者配合人参归脾丸同服，药后而愈。

例十一　朱某，女，43岁，2017年2月15日初诊。

主证：不寐，久治不愈，面色无华，手心热，盗汗，舌胖大，边有齿痕，大便日行2～3次，不成形，脉弦。

中医诊断：不寐。

辨证：心脾两虚。

处方：白术15克，生姜15克，茯苓15克，黄芪25克，远志10克，炙甘草15克，红参15克，大枣6枚，当归15克，龙眼肉15克，木香10克，地骨皮10克。6剂。

煎服法：水煎服，日1剂。

该患二诊继服12剂，痊愈。

按语：不寐是临床常见病，证型复杂，有虚证、实证或虚实夹杂证。临证总结以下心得。

1. 气滞血瘀而化火者，注意应用栀子、酸枣仁、首乌藤、丹参等，特别是栀子，对气郁化火者必用，根据大便情况可用6～10克。

2. 小便黄赤或肺胃有热者，注意应用败酱草，败酱草也有镇静安神之效。

3. 热扰胸膈、坐卧不安、心烦少寐者，注意应用栀子豉汤。

4. 酸枣仁汤养肝养血，清热除烦，是治疗虚烦不得眠的有效方剂。

5.阴虚内热，或盗汗、自汗，应注意应用地骨皮。值得注意的是，阴虚内热者未必都是舌红少苔，有些患者是舌淡苔白。这是血虚严重之故，血也属阴，在补血方剂中，可以加入地骨皮，比如第十一例朱某，若又自汗者，根据实际情况，地骨皮可配补骨脂或白茅根疗效更好。

6.湿热者注意应用苦参，特别是又有湿热或荨麻疹，或顽固失眠者。

7.血热、血瘀又便秘者，或兼有血热，导致的皮肤病注意应用紫草，它也治疗顽固性失眠。

（二）梦游

例一　许某，男，4 岁，初诊日期 1998 年 9 月 16 日。

主证：每晚入睡 40 分钟后，精神失常，胡说乱动，天天如此，大便偏稀，不欲饮水，舌质略红，白苔腻，脉数弦，指纹青紫。

中医诊断：梦游。

辨证：肝郁脾虚。

治法：疏肝健脾。

处方：炒酸枣仁 25 克，茯苓 15 克，知母 15 克，川芎 10 克，甘草 10 克，僵蚕 10 克，钩藤 20 克（后下），地龙 15 克，石菖蒲 15 克，红参 15 克，白术 15 克。2 剂。

煎服法：水煎服，每 2 日 1 剂，每日 3 次。

二诊（1998 年 9 月 20 日）：症状尚存，但清醒较快，发作时间明显缩短，现鼻衄、咳嗽，继进上方，加白茅根 30 克，陈皮 10 克，鱼腥草 30 克，前胡 15 克。2 剂，水煎服，每 2 日 1 剂，每日 3 次。

19

患儿药后而愈。

例二 赵某，男，4岁，2016年5月21日初诊。

主证：患儿夜半睡中突然坐起，胡言乱语，过一段时间再入睡，本人对夜半行为浑然不知，面青，纳差，盗汗，大便偏干，舌形大，紫暗，脉弦，指纹青紫。

中医诊断：梦游。

辨证：痰热血瘀。

治法：清热化痰，化瘀开窍。

处方：丹参30克，赤芍15克，地骨皮15克，竹茹15克，陈皮15克，半夏15克，茯苓15克，枳壳15克，山楂20克，黄芩15克，川芎12克，远志15克，炒酸枣仁15克，知母15克，甘草10克。3剂。

煎服法：水煎服，每2日1剂，每日3次。

二诊（2016年6月2日）：服药后，诸症悉减，效不更方，继进上方3剂。药后痊愈。

按语：梦游之病多由心肝之虚所致，又血为神之性，所以治疗要考虑到血。此二例均为小儿，其特点是肝常有余，脾胃不足，所以在治疗中还要考虑到脾胃。例一患儿，用四君子汤补心健脾，石菖蒲开窍宁神，化湿和胃，酸枣仁汤补肝安神，僵蚕、钩藤、地龙息风平肝。指纹青紫为肝火肝风，苔腻、便偏稀、不欲饮水为痰湿，药证相符，药后而愈。例二患儿，其舌形大为虚，紫暗、面青为瘀，盗汗、便干为阴虚有热，故用丹参、赤芍、山楂、川芎活血化瘀，用地骨皮及酸枣仁汤补肝血而安神，温胆汤清热安神和胃。药中肯綮，效如桴鼓。

（三）痴呆

例一　包某，女，12 岁，1980 年 9 月 25 日初诊。

主证：患儿记忆力明显下降，痴呆，已发病两个多月，学校老师找家长要求开诊断书，办理退学。近两个月精神呆滞，沉默寡语，手足凉。家长介绍原来孩子性格活泼，好说好笑。舌苔暗，苔白腻，脉沉迟。

中医诊断：痴呆。

辨证：阳虚痰盛，阻遏心窍。

治法：温阳，芳香开窍，化痰。

处方：附子 10 克，肉桂 15 克，陈皮 15 克，半夏 15 克，茯苓 25 克，甘草 10 克，石菖蒲 10 克，远志 15 克，郁金 15 克。3 剂。

煎服法：水煎服，日 1 剂。

患儿服药 3 剂后好转，原方继用 6 剂而愈，精神恢复正常，活泼欢快，反应敏捷。医院刚刚开了休学诊断书，又因其疾病痊愈开了一个复学诊断书。

例二　张某，女，18 岁，1988 年 9 月 15 日初诊。

主证：面部呆滞，沉默寡言，精神恍惚，夜梦纷纭，病三个月，舌苔黄腻，脉滑数。

中医诊断：痴呆。

辨证：痰热扰心。

治法：豁痰开窍，清热化痰。

处方①：竹茹 15 克，陈皮 15 克，半夏 15 克，甘草 6 克，茯苓 20 克，枳壳 15 克，黄芩 15 克，胆南星 10 克，石菖蒲 15 克，远志 15 克，代赭石 30 克（捣），黄连 10 克，郁金 15

克。6 剂。

煎服法：水煎服，日 1 剂。

处方②：配服牛黄清心丸（按说明服用）。

二诊（1988 年 9 月 21 日）：服后疗效见强，继用 6 剂。

后按上方原则进行加减，经过 20 多天的治疗，患者痊愈。

例三　张某，男，25 岁，2004 年 8 月 25 日初诊。

主证：不寐，呆滞，纳差，口干，饮水不多，尿黄，舌苔厚腻满布，舌边齿痕，脉两寸脉虚。

中医诊断：痴呆。

辨证：湿热阻滞，心神被扰。

治法：宣化湿热，透邪达外，养心安神。

处方：石菖蒲 15 克，远志 15 克，茯苓 30 克，枳壳 15 克，薤白 15 克，竹茹 15 克，郁金 20 克，炒酸枣仁 20 克（捣），青蒿 15 克（后下），黄芩 15 克，半夏 15 克，首乌藤 30 克，丹参 30 克，川芎 15 克，滑石 50 克，藿香 15 克。6 剂。

煎服法：水煎服，日 1 剂。服后愈。

按语：痴呆属神志病，专论较少，《景岳全书》有专论，陈士铎《辨证录》亦言呆病。他们都认为本病起于肝气郁，痰不能化，使神明不清而成痴呆。例一为寒痰，例二为热痰，例三为痰湿上阻，上扰清空，治疗都是以治痰为中心。张仲景提出"病痰饮者，当以温药和之"之法，所以三例都用了石菖蒲、远志、郁金及二陈汤等偏温之药和芳香化痰之药。例一用了附子、肉桂等大热之药；例二用了胆星、竹茹、黄连及牛黄清心丸清热化痰；例三两寸脉虚，又尿黄，故用了薤白宣展胸阳，特别是重用滑石清热利尿利窍而祛邪热，使湿热从小便排出。

三个病例治法同中有异，要根据实际情况灵活运用，方能药到病除。

（四）胸痹

例一 李某，男，65 岁，2011 年 4 月 12 日初诊。

主证：胸部隐隐作痛，自觉热，多汗，饥饿时亦出汗，舌形大，边有齿痕，苔薄白微腻，脉阳微阴弦并结代。

中医诊断：胸痹；结代脉。

辨证：胸阳不振，气阴两虚。

治法：宣展胸阳，健脾化痰，平肝，补心气阴。

处方：红参 15 克，茯苓 20 克，桂枝 15 克，白术 15 克，薤白 15 克，瓜蒌 20 克，半夏 15 克，黄芪 30 克，生地黄 40 克，麦冬 20 克，五味子 10 克，生龙骨、生牡蛎各 30 克（先煎），泽泻 15 克，生姜 15 克，大枣 10 枚。6 剂。

煎服法：水煎服，日 1 剂，分 2 次服。

例二 刘某，男，58 岁，2011 年 8 月 18 日初诊。

主证：胸闷气短，重时胸痛，面红，口臭，尿黄，有高血压，曾患脑血栓，舌紫暗，两关脉大，左甚。

中医诊断：胸痹。

辨证：胸阳不振，肝火上炎。

治法：宣展胸阳，平肝，化痰，配以补气降压。

处方：薤白 15 克，瓜蒌皮 15 克，钩藤 20 克（后下），丹参 25 克，地龙 15 克，熟地黄 30 克，赤芍 15 克，白茅根 30 克，生龙骨、生牡蛎各 30 克（先煎），黄芪 40 克，葛根 20 克，白芍 25 克，益母草 15 克，枇杷叶 15 克，甘草 10 克。6 剂。

煎服法：水煎服，日1剂，分2次服。

患者服上方18剂愈，遂停服。

例三　高某，男，53岁，1988年1月初诊。

主证：胸痛甚，痛时汗出，舌淡暗，脉促无力。

中医诊断：胸痛。

辨证：胸阳不振，血气瘀阻。

治法：通阳温阳，活血化瘀止痛。

处方①：桂枝15克，炙甘草15克，附子10克，生姜15克，大枣10枚。6剂。

煎服法：水煎服，日1剂，分2次服。

处方②：三七片，1袋，按说明书服。

患者服药后，胸痛愈。

例四　杨某，男，69岁，2003年12月9日初诊。

主证：时而胸闷气短，乏力，有痰，患高血压，舌淡苔白，脉左寸虚、两尺虚、两关及右寸稍大。

中医诊断：胸痹。

辨证：胸阳不振，气血虚，肾虚肝亢，胃热。

治法：宣展胸阳，补气血，补肾平肝，清胃。

处方：葛根20克，川芎15克，丹参30克，黄芪50克，当归15克，杜仲30克，补骨脂20克，生地黄20克，半夏15克，牛膝15克，薤白15克，瓜蒌30克，钩藤20克（后下），柴胡5克，菊花15克，蒲公英30克。6剂。

煎服法：水煎服，日1剂，分2次服。

患者服药后，效果较好，要求再进此方。

例五　王某，女，62 岁，2016 年 12 月 28 日初诊。

主证：胸闷气短，胸痛彻背，不欲饮水，面色无华，手心热，舌淡苔白，边有齿痕，脉右寸细弦、关尺虚，左寸弦、关尺虚伏。该患者血压不稳，血糖高，空腹 8.3mmol/L，冠状动脉阻塞 60%，医院要求做心脏支架手术，患者不同意。

中医诊断：胸痛。

辨证：肝郁气滞，气滞血瘀。

处方：川芎 15 克，丹参 25 克，柴胡 10 克，香附 10 克，薄荷 10 克，生地黄 30 克，茯苓 15 克，当归 15 克，熟地黄 30 克，延胡索 15 克，桃仁 10 克，红花 10 克，红参 10 克，黄芪 30 克，三七粉 6 克（分 2 次冲服）。6 剂。

煎服法：水煎服，日 1 剂，饭后服。

患者服药后，显效。

按语：例五患者不用瓜蒌薤白汤，是因其不是"阳微阴弦"脉，而是两尺虚，左关虚，是肝气郁而不条达而造成血瘀。《中医杂志》曾报道"冠心病从肝论治"就是这个道理。本方用柴胡、薄荷、延胡索、香附调肝理气，用丹参、桃仁、红花、川芎、三七、当归活血化瘀，红参、黄芪及四物汤大补气血，同时红参配熟地黄补肾，配茯苓强心利尿、健脾利湿、调理脾的运化，所以见效快，效果好。

例六　陈某，女，58 岁，2017 年 4 月 16 日初诊。

主证：胸痛彻背，自汗，面部发麻，心悸，大便不成形，舌紫暗，边有齿痕，脉右虚细，左关弦、寸虚。

中医诊断：胸痛（胸痹）。

辨证：胸阳不振，瘀血阻滞，肝阳上亢。

治法：宣展胸阳，补气降压，滋肾平肝。

处方：瓜蒌皮 15 克，薤白 15 克，半夏 15 克，川芎 15 克，当归 15 克，赤芍 15 克，丹参 25 克，黄芪 50 克，钩藤 20 克，桃仁 10 克，红花 10 克，桑寄生 30 克，葛根 20 克，甘草 10 克。

煎服法：水煎服，日 1 剂，早晚饭后服。

患者服 12 剂而愈。

按语：胸痛因胸阳不振者，出现阳微阴弦脉者，以瓜蒌薤白汤或瓜蒌薤白半夏汤等为主。若左寸脉不虚，未出现阳微阴弦脉者，应从肝论治或从脾胃论治：①左关脉虚或伏者，注意应用柴胡配薄荷、香附、川芎等以疏肝升肝。②若左关脉弦或大于右关脉者，注意选用柔肝、平肝、疏肝之品，如白芍、钩藤、龙骨、牡蛎、蒺藜等，或加用小剂量柴胡、川楝子等。③对于右关脉弦大、洪大或虚或伏，结合症状，注意应用蒲公英、败酱草、白术、茯苓、山药等治脾胃之品。④对阳气虚，出现舌边有齿痕、大便不成形等，注意应用葛根、黄芪等。若血压偏高者，黄芪量应大于 30 克，反之应少量（30 克以下），正常者可用 30 克。总之，要根据实际情况，灵活应用。

（五）脉结代

例一　任某，女，75 岁，2006 年 9 月 14 日初诊。

主证：脉结代 1 年余，舌红少苔，手足心热，心悸，气短，自汗，面色青暗，便干。

中医诊断：脉结代。

辨证：心气阴两虚。

处方：炙甘草汤加酸枣仁。红参 15 克，桂枝 15 克，麦冬 30 克，生姜 15 克，大枣 10 枚，生地黄 50 克，阿胶 15 克（烊化），炙甘草 30 克，黑芝麻 15 克，五味子 15 克，炒酸枣仁 15 克（捣）。4 剂。

煎服法：水煎服，日 1 剂。

二诊（2006 年 9 月 19 日）：服药后，明显好转，继进上方 6 剂而愈。嘱其服天王补心丹以巩固疗效。

例二　赫某，女，61 岁，2006 年 9 月 21 日初诊。

主证：不寐，心慌，胸闷气短，口苦，腰酸，舌红少苔，脉结代，两尺虚伏，左寸细。

中医诊断：脉结代；不寐。

辨证：心气阴两虚，肝胆郁热化火。

处方：百合 20 克，生地黄 30 克，首乌藤 30 克，地榆 15 克，地龙 15 克，丹参 20 克，葛根 30 克，地骨皮 15 克，熟地黄 30 克，麦芽 15 克，薤白 15 克，瓜蒌 20 克。6 剂。

煎服法：水煎服，日 1 剂。

二诊（2006 年 9 月 28 日）：服药后，诸症悉减，效不更方，继进上方 6 剂而愈。

例三　张某，女，74 岁，2015 年 5 月 19 日初诊。

主证：怔忡，少寐，浮肿抽筋，血压偏高，多汗，肥胖，大便不成形，舌淡暗，苔腻略黄，脉两寸大，结代脉，左关弦。

中医诊断：脉结代。

辨证：气阴两虚，脾虚肝旺。

处方：党参 30 克，桂枝 15 克，白芍 15 克，生地黄 40

克，茯苓皮 15 克，茯苓 15 克，苍术 10 克，丹参 25 克，葛根 20 克，生龙骨 50 克（先煎），生牡蛎 50 克（先煎），炒酸枣仁 15 克（捣），炙甘草 15 克，知母 15 克，五味子 15 克，麦冬 25 克，阿胶 15 克（烊化），生姜 15 克，大枣 10 枚。3 剂。

煎服法：水煎服，日 1 剂。

二诊（2015 年 5 月 23 日）：患者药后好转，效不更方再服 6 剂。

三诊（2015 年 5 月 30 日）：患者自觉脉整齐，睡眠好，病情基本稳定。因患者不想服汤药，嘱其服人参归脾丸、逍遥丸各 2 盒。

按语：例三以炙甘草汤为基本方，由于患者左关脉弦，又抽筋，所以药中加入了白芍 15 克，生龙骨、生牡蛎各 50 克以平肝降压治抽筋（内风）。由于其便不成形。舌淡暗苔腻，为脾虚有湿，故加茯苓皮、茯苓、苍术，加葛根为升举阳气以改善素日血压偏高，并配合治其便不成形。由于患者睡眠不好、两寸脉大，故加知母、五味子、炒酸枣仁和丹参以止汗安神。方药对症，故疗效显著。

例四　郝某，男，75 岁，2015 年 5 月 8 日初诊。

主证：脉结代，少寐，口臭，既往患脑血栓，血压偏高，舌形大，舌质紫暗，左关脉略虚，余脉弦大，右尺尤甚。

中医诊断：脉结代。

辨证：心气阴两虚，肝郁化火。

治法：补心之气阴，养肝安神。

处方：党参 25 克，桂枝 15 克，生地黄 50 克，麦冬 30 克，阿胶 10 克（烊化），炙甘草 30 克，黑芝麻 10 克，生姜 15

克，大枣 10 枚，败酱草 20 克，桑寄生 30 克，枇杷叶 15 克，茯苓 15 克，炒酸枣仁 15 克打，知母 15 克，川芎 10 克。6 剂。

煎服法：水煎服，日 1 剂。

患者服后愈（脉整齐，口臭愈）。

例五 林某，男，77 岁，2015 年 3 月 29 日初诊。

主证：西医诊为心律不齐，高血压，痛风。近日便稀如水样，尿黄乏力，睡时口角流涎，咳嗽。脉结代，舌中有纹，苔腻。

中医诊断：脉结代。

辨证：心气阴两虚，湿热遏阻肺卫。

治法：补心气阴，宣化湿热，透邪达外。

处方：白茅根 30 克，石韦 15 克，藕节 50 克，滑石 15 克，通草 5 克，青蒿 15 克（后下），黄芩 15 克，半夏 15 克，仙鹤草 15 克，厚朴 6 克，生地黄 50 克，阿胶 15 克（熔兑服），麦冬 30 克，茯苓 15 克，党参 30 克，桂枝 15 克，大枣 10 枚（擘），生姜 15 克，薏苡仁 25 克，杏仁 10 克，苍术 10 克，炙甘草 25 克。4 剂。

煎服法：水煎服，日 1 剂。

二诊（2015 年 4 月 4 日）：服药后明显好转，之后继用 2 次，每次 4 剂，病情稳定，脉搏整齐，泄泻止，咳嗽愈，睡时口角也不流涎了。

例六 李某，男，61 岁，2014 年 5 月 16 日初诊。

主证：自觉心脏不适，胸闷，肩痛，动则甚，已 5 ～ 6 年，不欲饮水，舌淡苔白，舌形大，舌边齿痕，脉结代。

中医诊断：脉结代。

辨证：心气阴两虚。

处方：红参 15 克，炙甘草 30 克，麦冬 25 克，生地黄 50 克，阿胶 15 克（熔兑服），黑芝麻 10 克，桂枝 15 克，生姜 15（切片），大枣 10～15 枚（视大小），茯苓 15 克。6 剂。

煎服法：水煎服，日 1 剂。

二诊（2014 年 5 月 23 日）：脉结代已无，但左寸呈虚状，右寸虚，阳微阴弦脉，故于上方中加黄芪 25 克，当归 15 克，瓜蒌皮 15 克。

例七 某患，女。

主证：严重脉结代，经常住院并少寐，面色不华，胸闷气短，胸痛彻背，大便正常，舌少苔，夜晚不得卧。

中医诊断：脉结代。

辨证：心气阴两虚。

治法：补心气阴，宣展胸阳。

处方：瓜蒌皮 15 克，薤白 15 克，炙甘草 30 克，白芍 15 克，桂枝 15 克，红参 15 克，炒酸枣仁 15 克（打），麦冬 30 克，生地黄 50 克，阿胶 10 克（熔兑服），葶苈子 15 克，葛根 15 克，生姜 15 克，大枣 10～15 枚（擘）。6 剂。

煎服法：水煎服，日 1 剂。

后我于街上遇到该患者，其言"好了！"我说："怎么这么多天没去诊所？"其笑之答："好了，还去什么？"我心想她应该继续用药才是。

例八 赵某，女，74 岁，2013 年 5 月 14 日初诊。

主证：少寐多梦，舌形大，舌紫，中部有小裂，便干，手足心发热，脉结代，左脉沉伏，右脉沉伏。

中医诊断：脉结代。

辨证：心气阴两虚。

处方：红参15克，桂枝15克，麦冬25克，生地黄40克，炙甘草30克，黑芝麻10克（打），阿胶10克（熔兑服），生姜15克，大枣10～15枚（擘）。6剂。

煎服法：水煎服，日1剂。

二诊（2014年3月15日）：患者来找此方，说"多方治疗均不见效，就服你开的6付药效果好"。患者现在又有点不适，要求再抓6剂。

例九 李某，男，**74**岁，2015年5月26日初诊。

主证：患者经常住院，不能下楼，卧床不起，患者家属一再要求往诊，从之。西医诊断为心力衰竭，正在吸氧，头部及上身垫高，呃逆频频，气短，言经常犯此病，足浮肿，卧则气短，便干，呃声低沉，舌中偏左一点有一点腻苔，质淡，脉结代。

中医诊断：脉结代。

辨证：心气阴两虚，脾虚肝旺。

处方：红参15克，麦冬30克，桂枝15克，白芍15克，沙参15克，生地黄50克，石斛15克，枇杷叶15克，生姜15克，大枣10枚（擘），黑芝麻15克（打），炙甘草25克，阿胶15克（熔化），葶苈子15克，茯苓15克。2剂。

煎服法：水煎服，日1剂。

二诊（2015年5月28日）：其家属前来诊所说，服药后呃逆止，睡眠转佳，效不更方，继用2剂。

服药后患者病情基本稳定，遂停服中药。

例十 孙某，男，68 岁，2016 年 6 月 7 日初诊。

主证：心律不齐，脉结代，既往有胆结石手术史，血压 110/70mmHg，胸闷气短，心脏不适，舌苔白腻，舌形大，边有齿痕，舌尖红紫余浅淡，脉结代。

中医诊断：心悸。

辨证：心气阴两虚，痰瘀阻滞。

治法：补心气阴，豁痰化瘀。

处方：炙甘草汤合瓜蒌薤白汤加减。桂枝 15 克，生地黄 40 克，红参 15 克，当归 15 克，丹参 25 克，茯苓 15 克，瓜蒌皮 15 克，薤白 15 克，半夏 15 克，麦冬 25 克，炙甘草 25 克，生姜 15 克，大枣 10 枚。6 剂。

煎服法：水煎服，日 1 剂。

二诊（2016 年 6 月 13 日）：脉已整齐，两关较大弦，右关尤甚，苔薄白，效不更方，继进 6 剂，水煎服。

患者服药后愈。

按语：张仲景《伤寒论》中说："伤寒，脉结代，心动悸，炙甘草汤主之。"我把脉结代这一症状进行归纳，总结出如下体会：①应用炙甘草汤时，方中必加炒酸枣仁 15 克。②生地黄必须重用，用量 40～50 克，少则效减，甚或无效。③心气阴两虚脉结代，同时又兼有胸阳不振，有痰，苔白腻者，炙甘草汤合瓜蒌薤白汤加减为用。④若心衰不得卧者，方中加葶苈子；有浮肿者加茯苓、茯苓皮；脉左关弦劲者，可加白芍或龙骨、牡蛎、石斛等柔肝、平肝之药；脉左寸细、属心阴不足者，可加百合；不寐者，可选加百合、首乌藤、丹参、败酱草、地骨皮、炒酸枣仁。

（六）痫病

姜某，女，35 岁，1998 年 3 月 1 日初诊。

病史：该患者从 14 岁发现痫病，多方治疗未见疗效，曾到齐齐哈尔市里找专门治疗痫病的医生，服用配制的药面后也没有好转，于 1998 年 3 月 1 日开始在我处治疗。患者痫病发无定时，每月至少发作 2～3 次。

主证：痫发无定时，发作时不省人事，抽搐，发出叫声，两手紧握，面青，手足凉，十余分钟后，醒来如常人，犯病之后感到特别疲乏，素日有盆腔炎，舌苔薄、质暗，脉右实左虚。

中医诊断：痫病。

辨证：气与血、肝与胃均不和，阴阳之气不相顺接。

治法：和解法。

处方：柴胡 15 克，黄芩 15 克，半夏 15 克，生龙骨 30 克（捣），沙参 15 克，甘草 15 克，石菖蒲 15 克，丹参 30 克，红参 15 克，败酱草 20 克。6 剂。

煎服法：水煎服，日 1 剂。

二诊（1998 年 3 月 3 日）：服后感觉身体轻松良好。效不更方，原方照服，共 18 剂。

患者三月份没有犯病，并且睡眠好转，盆腔炎也好转。

三诊（1998 年 4 月 1 日）：患者感觉良好，睡眠、饮食皆可，舌苔薄，质淡红，脉左右较均和。将上方按比例打粉，每服 6 克，日 2 次。

患者每年按上方将 3 剂粉碎一次，能吃一年，至今病情未反复，方中败酱草是考虑到有盆腔炎而放，但因败酱草也有镇

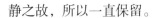

静之故，所以一直保留。

　　按语：本人后用此方又治愈两例，都是初中生。其中一例到哈尔滨找专门治疗癫痫的医生，服中药汤药，又配丸药而归，在服药的过程中发作，故前来找我，先以上方服汤药，见效之后再以上方比例配成药面，每服6克，日2次，后痊愈，没有复发。据孩子所说已上大学。

　　配方思想：对于本证，和解法是中心思想，使阴阳之气得以顺接。所以，以小柴胡汤和解肝胆脾胃，肝气行于左，脾胃气行于右，两手脉不调以之和解；又因此病发作时抽搐，"肝主风""风盛则动"，所以又用生龙骨、生牡蛎平肝息风；又因发作时吐涎沫为有痰，不省人事，所以选石菖蒲芳香化浊，化痰开窍；加败酱草是其有镇静之效，且有清热使痰变为水而清除的作用。西医说此病病理为脑中异常放电，所以加丹参以改变循环，加沙参为补益气阴又化石菖蒲、半夏、柴胡之燥。

　　总之，治疗本证应以肝胆脾胃为中心，以和解为中心，以左右平衡为中心，以安神为中心。本方为和解剂，实践证明可以常服，对身体无不良反应。

　　补充说明，其脉不论为左虚右实，还是右虚左实，均可以用。舌苔腻，还是不腻亦均可以用。

三、脾胃系病证

（一）胃痛
例一　贾某，女，66岁，2011年1月5日初诊。

主证：胃痛，饮水更甚，吐酸，口臭，纳差，苔黄厚腻，脉弦。

中医诊断：胃痛。

辨证：湿热证。

治法：清热化湿，消食导滞。

处方：海螵蛸20克，莱菔子15克，神曲15克，山楂25克，茯苓15克，半夏15克，陈皮15克，蒲公英25克，枳壳15克，连翘15克，黄连5克，枇杷叶15克。6剂。

煎服法：水煎服，日1剂。

二诊（2011年1月12日）：服药后，诸症悉减。继进上方6剂愈。

例二 徐某，男，61岁，2012年6月22日初诊。

主证：胃痛，偶有头痛，小便黄且热，大便溏，口苦，苔黄腻，脉弦大。西医检查示胃炎，胃有出血点。

中医诊断：胃痛。

辨证：湿热遏阻。

治法：清热利湿，固护脾胃。

处方：黄芩15克，茵陈20克，柴胡15克，半夏15克，滑石20克，通草6克，苍术10克，蒲公英25克，海螵蛸20克，白蔻仁5克（捣，后下），石菖蒲10克，郁金10克，杏仁10克，薏苡仁20克，淡竹叶15克，厚朴10克，败酱草20克。1剂（患者要求先服1剂）。

煎服法：水煎服。

二诊（2012年6月23日）：患者服药后见效，要求继服，因见胸闷气短，脉阳微阴弦，于上方加瓜蒌皮15克，薤白15克，以解湿伤阳气，治疗胸阳不振。

三诊（2012年6月26日）：患者继进6剂而愈。

例三 郭某，男，13岁，2014年11月8日初诊。

主证：胃痛，吐酸，大便不成形，苔少，脉弦数。

中医诊断：胃痛。

辨证：胃热伤阴，肝经火郁。

治法：清肝降逆，护胃治酸。

处方：紫苏15克，黄连10克，蒲公英30克，防风15克，白及15克，海螵蛸20克（捣），白芍25克，白扁豆15克，沙参15克，甘草10克，薏苡仁20克，淡竹叶10克，竹茹15克。6剂。

煎服法：水煎服，日1剂。

二诊（2014年12月1日）：患者服药后，诸症悉减。小便黄，舌有红点，于上方加牡丹皮15克，赤芍15克，败酱草20克。6剂，水煎服。

三诊（2014年12月7日）：胃痛止，但身起疹，微红，不痒，便溏，小便黄，舌红少苔，脉数。于上方加滑石15克，芦根15克，黄芩15克。6剂，水煎服。

患者服药后痊愈。

例四 郭某，男，43岁，2012年9月16日初诊。

主证：胃痛，夜间为甚，舌尖红，舌紫暗，脉弦涩。

中医诊断：胃痛。

辨证：虚寒血瘀。

处方：川芎15克，神曲15克，山楂30克，陈皮15克，半夏15克，茯苓15克，蒲公英25克，干姜15克，苍术10克，延胡索15克，五灵脂15克，赤芍15克。6剂。

煎服法：水煎服，日1剂。

二诊（2012年9月23日）：服药后，胃痛减轻，舌红少苔，于上方加白扁豆15克，天花粉20克。6剂，水煎服，日1剂。

三诊（2013年3月25日）：该患胃痛复发，其家人来诉之前服用上方病愈，要求继进上方。询问病情后，予上方6剂。

患者服药后愈。

例五　姜某，女，40岁，2014年11月30日初诊。

主证：胃痛，少寐多梦，大便先干后正常，舌边齿痕，苔白，脉左寸弦大、寸强于关、关强于尺，右寸缓、寸强于关及尺（注："强"指脉的振动强度）。

中医诊断：胃痛。

辨证：心脾气虚，肝郁化火，影响心胃。

治法：攻补兼施。

处方：蒲公英30克，天花粉20克，败酱草20克，丹参25克，党参25克，白术15克，茯苓15克，甘草15克，海螵蛸20克，白及15克，紫苏子15克，黄芩15克，知母15克，百合25克，首乌藤30克，珍珠母50克（先煎）。6剂。

煎服法：水煎服，日1剂。

二诊（2014年12月7日）：胃痛及睡眠均好转。继进上方6剂。嘱其服人参归脾丸、加味逍遥丸以巩固疗效。

患者服药6剂后痊愈。

例六　曲某，女，60岁，2015年5月28日初诊。

主证：胃疼，晨起口苦，腹胀，心烦，大便有时干燥，日行1～2次，舌紫暗，有红点，苔黄腻，脉左脉大于右脉，右脉虚伏。

中医诊断：胃痛。

辨证：肝郁气滞化火，横逆犯胃。

治法：疏肝和胃。

处方：淡竹叶15克，生地黄30克，川木通10克，甘草15克，柴胡15克，黄芩15克，蒲公英25克，苍术6克，厚朴6克，赤芍15克，党参25克，白芍15克，生姜15克，大枣6枚。6剂。

煎服法：水煎服，日1剂。

二诊（2015年6月7日）：上症愈，但咳，多梦易醒，醒则不寐，身痒，小便黄，舌暗，脉左寸弦大，左关弦，寸强于关，尺虚。

处方：蒺藜20克，地肤子15克，白鲜皮15克，苦参15克，首乌藤30克，丹参25克，炒酸枣仁15克，川芎15克，知母15克，牛蒡子10克，杏仁10克，芦根15克，防风15克，荆芥15克，茵陈25克，栀子10克，干姜10克，五味子10克，桑白皮15克。6剂。

煎服法：水煎服，日1剂。

三诊（2015年6月15日）：咳愈，但多梦少寐，足趾痒，小便热，口干苦，呃逆，舌有瘀象，边有齿痕，右寸虚，关尺虚伏，左寸虚。

处方：滑石15克，甘草10克，败酱草20克，丹参25克，炒酸枣仁15克，茯苓15克，川芎15克，知母15克，黄芩15克，半夏15克，首乌藤30克，石韦15克，黄连7.5克，地骨皮15克，红参10克。6剂。

龙江杏林医案医话

煎服法：水煎服，日 1 剂。

患者服后愈。

例七　刘某，男，58 岁，2017 年 4 月 18 日初诊。

主证：胃脘隐痛，遇凉加重，尿不尽，大便溏，舌淡紫，脉弦，关尺甚。

中医诊断：胃痛。

辨证：胃阴阳两虚，肝郁气滞。

治法：寒热互用，柔肝和胃。

处方：石斛 15 克，败酱草 20 克，蒲公英 25 克，乌梅 15 克，干姜 10 克，沙参 15 克，苍术 10 克，茯苓 15 克，白芍 25 克，甘草 10 克，延胡索 15 克，何首乌 25 克，乌药 15 克，黄柏 15 克。6 剂。

煎服法：水煎服，日 1 剂。

二诊（2017 年 5 月 24 日）：患者服药后感觉良好，遂停药，近日又因吃大米饭致胃病发作，舌淡，中有裂纹，大便正常。效不更方，按原方继服 24 剂。

患者服药后基本痊愈，至今未复发。

例八　刘某，男，56 岁，2015 年 5 月 24 日初诊。

主证：时有胃痛，纳差，吐酸，腹胀，咽痒，卧咳，大便不成形，次数多，便不尽，舌淡，边有齿痕，苔白中黄，脉弦，右关虚。

中医诊断：胃络痛；泄泻。

辨证：肝郁脾虚，郁而化热，湿阻阳气。

治法：疏肝和胃，清利湿热。

处方：木香 15 克，槟榔 15 克，败酱草 20 克，乌药 15

克，黄连 10 克，滑石 15 克，苦参 15 克，蒲公英 25 克，海螵蛸 20 克，黄芩 15 克，赤芍 15 克，薏苡仁 25 克，白芍 20 克，防风 15 克，葶苈子 15 克，厚朴 10 克，苍术 10 克，郁金 10 克。6 剂。

煎服法：水煎服，日 1 剂。

二诊（2015 年 5 月 31 日）：显效，继进上方 6 剂，服如前法。

三诊（2015 年 6 月 7 日）：服药后，诸症均愈。嘱其交替服用人参健脾丸与参苓白术散，以巩固疗效。

按语：①对胃病者，应用蒲公英，寒热虚实均可用。②对于大便不爽及腹胀者，选用木香、槟榔片、大腹皮、枳壳、厚朴、苍术、乌药等。③吐酸、胃溃疡者，选用海螵蛸、瓦楞子、牡蛎、白及、蒲公英等。④舌红少苔、胃阴虚者，选用沙参、白扁豆、石斛、山药、天花粉、滑石等。⑤夜间痛重者，选用消食导滞、温中散寒、活血化瘀之品。⑥胃肠湿热，注意应用黄连，少量还可健脾。⑦《金匮要略》云："见肝之病，知肝传脾，当先实脾。"反过来，见脾胃之病，也应柔肝、疏肝。健脾选用四君子汤等，疏肝平肝可选白芍、石斛、牡蛎、蒺藜等。

总之，要辨证施治，灵活运用。

（二）呕吐

例一 李某，女，11 岁，2011 年 8 月 22 日初诊。

主证：食入即吐 3 天，呕吐物呈绿色，口苦，小便黄，苔黄，脉弦。

中医诊断：呕吐。

辨证：肝脾热盛。

治法：清热止呕。

处方：黄连15克，紫苏叶15克，竹茹15克，黄芩15克，姜半夏15克，青蒿15克，滑石30克，芦根30克，蒲公英30克，吴茱萸5克。2剂。

煎服法：水煎服，日1剂。

二诊（2011年8月24日）：患者服药后，呕吐止。继进上方6剂。

患者服药后痊愈。

例二　齐某，女，65岁，1998年3月27日初诊。

病史：西医诊断为胃癌。

主证：呕吐，纳差，口苦，吞酸，腹胀，舌淡边红，苔黄腻，脉弦。

中医诊断：呕吐。

辨证：肝胃郁热。

治法：和解法，以清热为主。

处方：柴胡15克，黄芩15克，姜半夏15克，党参30克，蒲公英50克，白及20克，竹茹15克，海螵蛸15克，薏苡仁50克，瓦楞子50克，当归15克，甘草15克，莱菔子15克，生姜15克，大枣6枚。2剂。

煎服法：水煎服，日1剂。

二诊（1998年8月26日）：患者服药后，诸症悉减，继进上方6剂。

三诊（1998年9月3日）：患者服药后，呕吐止，纳增，腹胀愈。

例三　商某，女，56岁，2010年11月24日初诊。

主证：晨起恶心，干呕，时吐，乏力，舌淡苔白，左寸弦细，右尺虚、关寸缓，右关强于左关。

中医诊断：呕吐。

辨证：脾虚肝郁，肾阳虚。

治法：健脾补肾，清肝降逆。

处方：红参15克，白术15克，茯苓15克，甘草10克，陈皮15克，半夏15克，麦芽30克，山药20克，莲子15克，杜仲20克，柴胡10克，补骨脂15克，枳壳15克，黄芩10克，瓜蒌皮15克，川芎12克，黄芪25克，枸杞子15克。6剂。

煎服法：水煎服，日1剂。

二诊（2010年11月30日）：患者服药2剂起效，继进上方6剂。

三诊（2010年12月7日）：患者基本痊愈。嘱其服用小柴胡颗粒、人参归脾丸。

例四　张某，女，25岁，2014年10月12日初诊。

主证：心烦，呕吐，眩晕，口苦，鼻塞，自感低热，颈淋巴结肿大微痛，盗汗，小便黄，舌有红点，边有齿痕，苔黄腻。

中医诊断：呕吐。

辨证：邪入少阳。

治法：清泄少阳，分消湿热。

处方：柴胡15克，黄芩15克，半夏15克，甘草10克，生姜15克，大枣6枚，青蒿10克，忍冬藤30克，金银花15克，连翘15克，败酱草20克，藿香15克，白蔻仁5克，石斛 15 克，厚朴 10 克，蒲公英 25 克，地骨皮 15 克，滑石 15 克。4 剂。

煎服法：水煎服，日 1 剂。

二诊（2014 年 10 月 25 日）：患者时隔十数日来诊，称服药 2 剂而愈，欲再服。查其舌脉，继用上方，12 剂，水煎服，日 1 剂。

患者服后愈。

按语：例一李某，食入即吐，是脾胃有热；口苦、尿黄说明肝经有热，故用黄连配紫苏叶、左金丸、蒿芩清胆汤加减，服药后立竿见影。此症不可以风寒呕吐而用藿香正气治疗。例二是胃癌，因其呕吐又见舌边红、口苦，年龄较大，故以小柴胡汤为基础方，重用蒲公英、瓦楞子、薏苡仁以清热、治酸、抗癌，加海螵蛸、白及护胃，加竹茹增加清热化痰止呕之力。配伍得当，呕吐即止。例三是以虚证为主的呕吐，故以补为主，佐以清肝降逆之品而获效。例四是湿热之邪侵犯少阳胆经，故心烦喜呕而吐，口苦、眩晕、颈淋巴结肿大等与肝胆亦有关，盗汗为阴虚，方中加用了地骨皮、石斛，低热、鼻塞为外感所致。故用小柴胡汤与蒿芩清胆汤加减而效。总之，临证要分清寒热虚实，辨证治疗。

（三）腹胀

张某，男，44 岁，2016 年 6 月 9 日初诊。

主证：腹胀，能食而胀，大便不成形，舌淡暗，尖红，苔腻，脉两关虚，两尺伏。

中医诊断：腹胀。

辨证：气滞湿阻。

治法：疏肝理气，消食导滞。

处方：厚朴 10 克，半夏 15 克，柴胡 7.5 克，茵陈 20 克，莱菔子 15 克，茯苓 15 克，蒺藜 15 克，陈皮 15 克，山楂 30 克，神曲 15 克，麦芽 15 克，连翘 15 克，苍术 10 克，郁金 15 克，黄连 5 克，薏苡仁 20 克。6 剂。

煎服法：水煎服，日 1 剂。

二诊（2016 年 6 月 16 日）：患者显效，继进上方 6 剂，服后愈。"饮食自倍，脾胃乃伤"，嘱其饮食有节，并服人参健脾丸以巩固疗效。

（四）呃逆

例一　王某，女，51 岁，2011 年 5 月 3 日初诊。

主证：呃逆，呕吐，舌淡苔薄，脉左弦细、右关虚、两尺虚。

中医诊断：呃逆。

辨证：肝气犯胃。

治法：疏肝和胃，顺气降逆。

处方：厚朴 10 克，党参 25 克，旋覆花 10 克，半夏 15 克，甘草 10 克，生姜 15 克，大枣 6 枚，白芍 20 克，防风 15 克，黄连 7.5 克，生牡蛎 30 克（先煎），生龙骨 30 克（先煎），代赭石 25 克（先煎），地骨皮 10 克。4 剂。

煎服法：水煎服，日 1 剂。

二诊（2011 年 5 月 7 日）：患者服药后，疗效不显。观其脉证，于上方加青蒿 15 克，熟地黄 25 克，沙苑子 15 克，山茱萸 15 克，山药 25 克。4 剂，水煎服。

三诊（2011 年 5 月 12 日）：患者服药后，立效，已痊愈。

克，白术 15 克，甘草 10 克，莲子 15 克。3 剂，共粉细末，每服 8 克，2～3 次/日。

例三　鄂某，女，42 岁，2016 年 4 月 20 日初诊。

主证：食多而瘦，便不成形，消化不良，曾有过脓血便，痔疮，能饮，喜温食，手足凉，少寐，舌淡紫，脉右关略虚、寸尺弦细，脉左寸略大、寸大于关、关大于尺。

西医诊断：溃疡性结肠炎。

中医诊断：泄泻。

辨证：虚实相兼。

治法：攻补兼施，寒热并用。

处方：黄芪 30 克，桂枝 15 克，白芍 30 克，生姜 15 克，大枣 7 枚，干姜 15 克，黄芩 15 克，黄连 10 克，甘草 10 克，附子 10 克，当归 15 克，酸枣仁 15 克，木香 10 克，远志 10 克，薏苡仁 20 克。6 剂。

煎服法：水煎服，日 1 剂。

二诊（2016 年 5 月 6 日）：患者服药后，诸症悉减。效不更方，继进上方 6 剂。

三诊（2016 年 5 月 23 日）：手足转温，现多梦，舌紫，尖红，苔黄腻，胃不适，便臭。

处方：苦参 15 克，薏苡仁 30 克，黄连 10 克，地榆 15 克，忍冬藤 50 克，赤芍 15 克，连翘 15 克，葛根 20 克，蒲公英 25 克，败酱草 20 克，滑石 15 克，白及 10 克，海螵蛸 20 克，黄芩 15 克。4 剂。

煎服法：水煎服，日 1 剂。

四诊（2016 年 5 月 27 日）：大便酸臭，饭后必须运动，否则腹部不适，脉细涩，略数。

处方：山楂 30 克，焦神曲 15 克，茯苓 15 克，陈皮 15 克，半夏 15 克，莱菔子 15 克，枳壳 15 克，连翘 15 克，炒麦芽 15 克，滑石 10 克，栀子 10 克，苍术 10 克，海螵蛸 20 克，车前子 15 克，川芎 10 克。6 剂。

煎服法：水煎服，日 1 剂。

五诊（2016 年 6 月 5 日）：服药后，诸症皆愈。嘱其节制饮食，加强运动，常服人参健脾丸。

（六）绿便

赵某，女，79 岁，2012 年 6 月 11 日初诊。

主证：大便色绿，2～3 日一行，不干燥，舌紫，苔白，脉右寸弦大，右关虚，左关弦大，左寸弦。

中医诊断：绿便。

辨证：肝旺脾虚。

治法：平肝运脾。

处方：钩藤 20 克（后下），柴胡 10 克，川楝子 15 克，赤芍 15 克，白芍 15 克，苍术 10 克，枳壳 15 克，槟榔 30 克，莱菔子 15 克，茯苓 15 克，半夏 15 克，陈皮 15 克，炒麦芽 15 克，神曲 15 克，紫苏子 10 克，连翘 15 克。6 剂。

煎服法：水煎服，日 1 剂。

二诊（2012 年 6 月 18 日）：患者服药后，显效，继进上方 6 剂。

三诊（2012 年 6 月 25 日）：患者告愈，家属对能治愈多年痼疾表示感谢。

（七）休息痢

高某，女，42 岁，2016 年 11 月 27 日初诊。

主证：泄泻 2 年余，时发时止，日久不愈，身瘦，倦怠嗜卧，临厕则腹痛里急，下坠感，里急后重，肛门痛，下利赤白，食肉及辛辣食物加重，舌淡，苔白，边有齿痕，脉虚。

中医诊断：休息痢。

辨证：正虚邪恋，脾阳虚弱，邪滞肠腑，寒热夹杂。

治法：攻补兼施，温脾益气，清热化滞。

处方：红参 15 克，茯苓 15 克，白术 15 克，炙甘草 15 克，薏苡仁 30 克，附子 10 克，忍冬藤 30 克，黄连 5 克，败酱草 30 克，蒲公英 30 克，地榆 15 克，白芍 15 克，当归 15 克，焦三仙各 15 克，木香 15 克，陈皮 15 克，干姜 10 克。6 剂。

煎服法：水煎服，日 1 剂。

该患服药 30 剂而愈，体重增加，多年未愈的盆腔囊肿亦治愈，兴奋不已。

按语： 实践证明，对于本病，单纯清肠解毒或健脾都不会奏效，必须攻补兼施。本例用了四君子汤加薏苡仁（抗癌细胞）、陈皮健脾，蒲公英（抗癌细胞）、忍冬藤、黄连（少量健脾）解毒，附子、干姜温中补阳，地榆、白芍、当归和血，木香、三仙理气导滞。药用切中病情，故获效而愈，随访一年未复发。

（八）肠痈

刘某，女，公司职工，1989 年 5 月 4 日初诊。

病史：1989 年 5 月 3 日至 5 月 8 日于我院外科病房住院，

病志记录显示患者于 5 月 3 日 18 时 30 分出现腹痛、恶心呕吐、全身乏力，查右下腹压痛明显，轻度抵抗，墨菲征（＋），麦氏点（＋＋），阑尾点（＋），结肠充气（－），腰大肌（－）。患者于 20 时出现发热，体温 38.2℃，上述症状加重请主任会诊：给 800 万单位青霉素，密切观察病情变化，明早行手术治疗。5 月 4 日化验白细胞计数 4.3×10^9/L，查局部压痛（＋），余正常。建议停止使用抗生素，请中医科治疗。5 月 4 日患者来余处诊治。

主证：右下腹疼痛拒按，夜间发热，恶心，舌苔腻而燥，稍黄，脉数。

中医诊断：肠痈。

辨证：湿热滞机，且伤阴。

处方：清肠饮。金银花 100 克，当归 25 克，玄参 20 克，麦冬 20 克，地榆 15 克，薏苡仁 30 克，甘草 10 克。2 剂。

煎服法：水煎服，日 1 剂，分 2 次服。

二诊（1989 年 5 月 6 日）：患者服药后腹痛减，两日未大便，恶心，寒热往来，舌少苔而燥，舌质淡，脉沉迟，余弦，按少阳阳明证拟方。

处方：柴胡 15 克，黄芩 15 克，半夏 15 克，生姜 15 克，大枣 7 枚（擘），枳壳 15 克，白芍 30 克，大黄 20 克，玄参 15 克，连翘 15 克。2 剂。

煎服法：水煎服，日 1 剂，分 2 次服。

三诊（1989 年 5 月 8 日）：患者一般情况尚好，腹痛明显减轻，麦氏点、阑尾点轻度压痛，反跳痛（－），患者要求出院。

患者出院后，即日来到中医科门诊，继续用大柴胡汤治疗而愈。

按语：辨证施治是中医之灵魂，同病异治，异病同治，是经常用到的治法。在本例患者的病变过程中，出现少阴阳明证，那就用大柴胡汤，经方疗效立竿见影，迅速而愈。

（九）结肠炎

刘某，女，43岁，2016年12月9日初诊。

主证：形体消瘦，便干，里急后重，胸闷气短，左侧偏头痛，尿黄，舌紫暗，苔略黄，脉左关弦大、尺小弦、寸虚，右寸、关较弦大，右脉强于左脉。

西医诊断：结肠炎。

中医诊断：胸痹；头痛；便秘。

辨证：气滞三焦。

治法：宣展胸阳，柔肝止痛，导滞通便。

处方：瓜蒌20克，薤白15克，半夏15克，黄芩15克，薏苡仁30克，柴胡7.5克，白芍25克，川芎15克，香附10克，木香15克，槟榔15克，薄荷10克，蒲公英30克，栀子6克，败酱草20克，甘草10克，当归15克。6剂。

煎服法：水煎服，日1剂。

二诊（2016年12月16日）：患者服药后，诸症悉减，继进上方6剂以巩固疗效。

按语：上例告诉我们对于直肠炎的治疗，①要注重理气和化瘀导滞，常选用木香、乌药、大腹皮、槟榔、厚朴、枳壳、郁金、地榆、赤芍、大黄等；②清热化湿，常选用败酱草、蒲公英、忍冬藤、苦参、黄芩、黄连、黄柏、薏苡仁、苍术等；

③肺与大肠互为表里，必要时可选用桑白皮、枇杷叶、瓜蒌、薤白等；④兼有血虚有瘀，注意选用当归、川芎、白芍、赤芍等。

（十）溃疡性结肠炎

鄂某，女，42 岁，2016 年 4 月 20 日初诊。

主证：食多而瘦，消化不良，便不成形多年，曾有脓血便，有痔疮，能饮，喜温食，少寐，乏力，舌淡紫，脉右关略虚、寸尺弦细，左寸略强于关、关强于尺、尺虚。

西医诊断：溃疡性结肠炎。

中医诊断：痢疾。

辨证：寒热错杂，虚实相兼。

治法：攻补兼施，寒热并用。

处方：黄芪 30 克，桂枝 15 克，生姜 15 克，大枣 7 枚，干姜 15 克，黄连 10 克，黄芩 15 克，白芍 30 克，甘草 10 克，附子 10 克，当归 15 克，炒酸枣仁 15 克，木香 10 克，远志 10 克，薏苡仁 20 克。6 剂。

煎服法：水煎服，日 1 剂。

二诊（2016 年 5 月 16 日）：症减，效不更方，继进上方 6 剂。

三诊（2016 年 5 月 23 日）：患者服药后，诸症悉减。现多梦，身瘦，便臭，胃脘不适，晨起尿黄，舌深紫，尖红，苔黄腻。拟清热利湿化瘀、保护胃黏膜为法。

处方：苦参 15 克，薏苡仁 30 克，黄连 10 克，地榆 15 克，忍冬藤 50 克，赤芍 15 克，蒲公英 25 克，败酱草 20 克，连翘 15 克，葛根 20 克，滑石 15 克，海螵蛸 20 克，白及 10

克，黄芩 15 克。6 剂。

煎服法：水煎服，日 1 剂。

四诊（2016 年 5 月 27 日）：大便酸臭，多梦，饭后必须运动，否则感觉不适，舌尖略红，脉细数涩。

处方：山楂 30 克，神曲 15 克，茯苓 15 克，陈皮 15 克，半夏 15 克，莱菔子 15 克，麦芽 15 克，枳壳 15 克，连翘 15 克，海螵蛸 20 克，滑石 10 克，诃子 10 克，苍术 10 克，车前子 15 克，川芎 10 克。6 剂。

煎服法：水煎服，日 1 剂。

五诊（2016 年 6 月 3 日）：服药后，病愈。嘱其常服参苓白术散，睡眠差时服人参归脾丸，消化不良服保和丸。

按语： 该患食多而瘦是脾虚有热，由于患病多年，故出现舌淡脉虚、乏力、少寐等虚象。由于虚寒相兼，寒热错杂，故选用黄芪建中汤加干姜、黄连等寒热互用，又选用海螵蛸、白及、滑石、诃子等，做到病变药变，谨守病机。

（十一）结核性腹膜炎

姜某，女，29 岁，1985 年 1 月 21 日初诊。

主证：有低热和腹痛，手足心热，乏力，面色不华，舌苔中部黄腻，舌质略红，脉细数。

西医诊断：结核性腹膜炎。

中医诊断：腹痛。

辨证：阴虚瘀结，夹湿热。

治法：滋阴，行气化瘀，兼清湿热。

处方：连翘 20 克，败酱草 25 克，鳖甲 20 克（打），黄芩 15 克，三棱 10 克，莪术 10 克，生地黄 25 克，玄参 20 克，牡丹皮 15 克，茯苓 20 克，薏苡仁 30 克。18 剂。

煎服法：水煎服，日 1 剂。

二诊（1985 年 2 月 14 日）：患者服药后见好，腹部按之略痛，两腿感到不适，便秘，舌质红，苔白，脉弦。

处方：柴胡 15 克，当归 15 克，三棱 15 克，莪术 15 克，牡丹皮 15 克，茯苓 30 克，薏苡仁 30 克，连翘 25 克，败酱草 25 克，玄参 25 克，生地黄 25 克，牛蒡子 15 克（打）。12 剂。

煎服法：水煎服，日 1 剂。

患者服药后愈。

按语：一诊处方以连翘、败酱草、黄芩抗痨，以生地黄、玄参、鳖甲滋阴软坚散结，以三棱、莪术破气行血，收到效果。二诊时，其两胁不适及便秘，所以加柴胡、当归，三棱、莪术由 10 克增至 15 克；由于便秘，玄参增至 25 克，又加牛蒡子抗痨散结润肠；由于舌苔不黄，故去掉黄芩以免伐胃。

尽管其身体乏力、面色不华，也以去实为主，"大实有羸状，"大胆地用了三棱、莪术，才能使疾病迅速痊愈；生地黄、玄参也是必用的。本人处方结合了已故老中医孙立斋的经验，他曾治疗一患者，其注射链霉素很长时间，疗效不佳，患者呈板状腹，乏力，消瘦。孙老用了生地黄、玄参、三棱、莪术之类，使病情逐渐好转直至痊愈。又一熟人女儿，读初中，腹腔内有 6 厘米 ×8 厘米牛眼形肿物，当地医院确诊为结核性腹膜炎，我也是采用了滋阴、活血化瘀之法，使肿物逐渐消失，后其又在肝区下出现一肿块，但全身状态良好，又服类似中药而愈。时以肿块移动，选用方药为王清任的三逐瘀汤，即膈下逐瘀汤、血府逐瘀汤和少腹逐瘀汤，配合生地黄、玄参、三棱、莪术，仅三四个月的治疗就痊愈，遂复学读书。总之，治疗本病要滋阴、活血化瘀，更要辨证论治，根据患者的寒热虚实而采取不同的治法。

（十二）肠梗阻

褚某，女，55 岁，1990 年 2 月 14 日初诊。

主证：腹痛难忍，拒按，恶心呕吐，寒热往来，大便秘结，10 多天未大便，舌苔黄腻，脉数，已在当地三甲医院住院 4 天，静脉滴注葡萄糖、青霉素。西医诊断为肠梗阻，也给服用中药，但未见效果。

中医诊断：腹痛。

辨证：少阳阳明证。

治法：和解少阳，泻下热结。

处方：柴胡 15 克，黄芩 15 克，半夏 15 克，白芍 30 克，枳实 15 克，生姜 15 克，大枣 6 枚，大黄 15 克（后下），莱菔子 15 克，金钱草 15 克。1 剂。

煎服法：水煎服，日 1 剂。

患者来诊时已是午后，于晚 6 时服药，晚 8 时 10 分大便通下，顿时痛减，转危为安，已进食，大便正常，遂出院。

按语：当治疗肠梗阻时，部分医者将其归为阳明腑实证，多用承气汤类以通便，但中医讲要辨证论治。该患者有恶心、呕吐、寒热往来的症状，又 10 多天未大便，为少阳阳明证，当用大柴胡汤为基本方。经方用对证，疗效迅速而安稳。

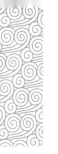

四、肝胆系病证

（一）头痛

例一 李某，女，45岁，1979年5月15日初诊。

病史：头痛10余年，走遍关内外，久治无效，用镇痛药维持，后来加倍用之，亦不能缓解。

主证：头痛以偏左侧为重，每天在炕上以痛处顶墙，手中还做针线活，并兼有恶心、寒热往来，并以棉帛裹头，苔白，脉弦。

中医诊断：头痛。

辨证：风寒性头痛，兼入少阳。

治法：先治半表半里，后治风寒性头痛。

处方：红参15克，柴胡15克，黄芩15克，半夏15克，甘草10克，生姜15克，大枣7枚。1剂。

煎服法：水煎服，每日1剂，共煎300mL，每剂150mL，每日2次。

二诊（1979年5月16日）：恶心、往来寒热愈，但仍头痛，棉帛裹头，舌苔白，脉弦浮。

处方：川芎15克，荆芥15克，防风15克，细辛5克，白芷15克，薄荷15克，甘草15克，羌活15克。1剂。

煎服法：水煎服，每日1剂，分2次服。

患者当日晚6时服第一遍药，到晚上8时，头就不痛了。其丈夫说，看看明天还痛不痛。等到第二天，头也没痛。后来得知，他们又到药店根据这个方子抓药，连服7天，想去根。此患之愈，在当时震动了轧钢厂（李某当时是轧钢厂工人）。

按语：此例头痛为风寒性头疼，"常以棉帛裹头"是此证特征，但初诊时其有明显的少阳病小柴胡汤证。有人会问，应该先表后里吧？就是说应该先直接应用川芎茶调散。这是不对的，小柴胡汤证是不许发汗的，再说小柴胡汤是和解剂，对肝、胆、脾、胃、心都有保护作用，也为下一步解表做好准备，打好基础。

二诊时用川芎茶调散，配伍精当，特别是羌活、细辛的通痹，羌活与薄荷、羌活与白芷的配合，芳香透窍，细辛能疗入经的头痛，非此药不能胜任。药中肯綮而痊愈。实践证明，我的治法是正确的。

例二　沈某，女，35 岁，1981 年 8 月 15 日初诊。

病史：患者患顽固性头痛多年，头项强痛，恶寒无汗，面目浮肿，晨起头痛较重，舌形大，苔白，脉弦浮。开始时余投以川芎茶调散原方，水煎服，没有获效，遂于我院内科收入院，治疗 15 天，病无好转，后转入外院，治疗仍无效，又回来求余诊治。

我想此病虽久，但张仲景《伤寒论》论太阳病，即"太阳之为病，脉浮，头项强痛而恶寒"，仍然存在，遂拟方如下。

处方：麻黄 15 克，桂枝 15 克，杏仁 10 克，甘草 15 克，当归 15 克，薏苡仁 25 克，葛根 20 克。3 剂。

煎服法：水煎服，每剂水煎 2 次，煎时刚开始去上沫，共剩 300mL，每服 150mL，日 2 次。

二诊（1981 年 8 月 19 日）：服药后，寒热去，头痛项强减轻，因该患有多年的鼻炎病史，遂拟方如下。

处方：黄菊花 15 克，连翘 15 克，葛根 15 克，牛蒡子 15

克（捣），白芷15克，肉桂10克，麻黄5克，附子10克，细辛5克，茯苓15克，白术15克，牛膝20克。6剂。

煎服法：水煎服，每剂水煎2次，共剩300mL（第一遍煎药刚开锅时，去上沫），每服150mL，日2次。

药服完后，诸症痊愈。

按语：该案说明，经典方疗效确实，虽然病程较长，但其证仍在，就可以用。这也说明，麻黄汤较川芎茶调散效果更为强烈。之后治其鼻炎，用了麻黄、附子细辛汤加白芷温经解表，又加了菊花、连翘、牛蒡子等疏散风热之药，寒热互用而获效。

例三　柳某，女，81岁，2011年12月4日初诊。

主证：头痛，跳痛，素有高血压病，曾患脑血栓，舌淡苔白腻，脉弦。

中医诊断：头痛。

辨证：湿痰瘀阻，肝阳上亢。

治法：化湿祛痰，活血通瘀，平肝潜阳。

处方：川芎15克，白芍30克，天麻15克（打），钩藤20克（后下），陈皮15克，半夏15克，羌活15克，荆芥15克，防风15克，细辛5克，白芷15克，甘草6克，黄芩15克，葛根20克。6剂。

煎服法：水煎服，每剂水煎2次，共剩300mL，每服150mL，日2次。

患者服药后头痛愈。

按语："风胜则动"，故跳痛，说明有瘀、有风，故采用化瘀与祛湿相结合；同时该案采用平肝息风与疏散外风相结合，疏散外风之药一般具有扩张血管、改善微循环的作用，对平息内风亦有帮助，正所谓"血行风自灭"。立法处方得当故效。

例四 赫某，男，50岁，2011年6月15日初诊。

主证：头痛，头皮刺痛，面红如妆，腰痛，既往患腰椎间盘突出，舌淡红，中有一裂纹，苔薄，脉左关弦甚。

中医诊断：头痛。

辨证：肾虚肝亢。

治法：补肾平肝，引火归原。

处方：牡蛎50克（先煎），龙骨50克（先煎），白芍30克，甘草15克，熟地黄50克，牛膝15克，五味子10克，肉桂10克，巴戟天15克，肉苁蓉15克，茯苓15克，蒺藜20克，桑寄生30克，钩藤20克，泽泻15克，女贞子15克，牡丹皮15克，山茱萸15克，茵陈15克。6剂。

煎服法：水煎服，日1剂，分2次服。

按语： 该患者患有腰椎间盘突出，腰痛。中医认为肾主骨，腰为肾之府，肾虚是致病之根。由于肾虚，水不涵木而肝阳上亢，所以其左关脉弦甚，故治以平肝。阴阳互根，肾阴虚亦可导致肾阳虚，造成肾虚火浮，故治应引火归原。面红如妆，既是肝阳上亢也是火不归原。肾阴虚，水亏于下则火失其制，古人喻为"水浅不养龙，龙火离位上奔"，火不归原。肾阳虚，肾水寒极逼真火浮游于上，也可造成火不归原。补肾平肝与引火归原相结合，既矛盾又统一。处方用龙骨、牡蛎、白芍、蒺藜、钩藤平肝柔肝，用巴戟天、肉苁蓉、桑寄生、泽泻、女贞子、山茱萸补肾之阴阳，以牛膝、五味子、肉桂引火归原。补肾必须化瘀，故用牡丹皮活血化瘀且凉肝，以治其血瘀头皮刺痛。方中重用了大量白芍柔肝止痛，配甘草酸甘化阴，加茵陈以减平肝而产生的"弹性"。用药对症，故诸症皆愈。

例五　潘某，女，37 岁，2015 年 5 月 2 日初诊。

主证：头痛，眩晕，少寐，乏力，舌淡红，尖红，边有齿痕，苔薄，脉右寸较弦、关虚尺伏，左寸弦细、关弦、尺弱，右尺弱于左尺。

中医诊断：头痛；眩晕。

辨证：肝郁脾虚。

治法：疏肝理气化痰，升清健脾祛湿。

处方：白芍 50 克，甘草 15 克，钩藤 20 克（后下），菊花 15 克，羌活 10 克，白芷 15 克，葛根 20 克，葶苈子 15 克，枳壳 15 克，草决明 20 克，川芎 15 克，香附 10 克，丹参 25 克，败酱草 25 克，怀牛膝 30 克，当归 15 克。6 剂。

煎服法：水煎服，日 1 剂，分 2 次服。

二诊（2015 年 5 月 8 日）：头痛愈，但眩晕，卧则更重，舌淡苔白，脉弦。

处方：山药 25 克，山茱萸 15 克，茯苓 15 克，泽泻 15 克，牡丹皮 15 克，菊花 15 克，川芎 10 克，钩藤 20 克（后下），薄荷 15 克，葶苈子 15 克，车前子 15 克，葛根 15 克，羌活 10 克，枸杞子 15 克，白芍 30 克，甘草 10 克，苍术 10 克，生姜 15 克，大枣 7 枚。6 剂。

煎服法：水煎服，日 1 剂，分 2 次服。

患者服药后愈。

按语：该患舌尖红，此为瘀象，故用川芎、丹参化瘀，且丹参与败酱草配伍有镇静安神之效。用羌活、白芷、葛根升阳以治头痛。该患左关弦、右关虚，此为木克土，故重用白芍配甘草、钩藤、草决明平肝，故头痛愈。二诊加薄荷配钩藤平肝与疏肝相结合，疗效更佳。其脉左寸弦细说明心脏血液循环差。又结合舌边齿痕说明湿气阻滞，故用葶苈子、车前子通利水湿，又加苍术配合羌活、葛根起到健脾升清的作用。二诊中侧重补肾平肝、通利水道，又加枸杞子，此药不仅滋阴补肾，又能补阳气。

第一方重点升清平肝，故头痛愈。第二方重点在滋肾阴与平肝相结合，补肾与泻肾浊相结合，平肝与疏肝相结合，故眩晕止。至于方用香附、枳壳理气之药，是为了配合活血与利水，"气行血行""气行水行"故也，使循环畅通。

例六　白某，女，36 岁，2013 年 10 月 15 日初诊。

主证：月经前头痛，左侧偏痛，持续 10 年余。口苦，腰时有酸痛，小便黄，舌红，苔薄，脉弦。

中医诊断：头痛。

辨证：肾阴虚，肝血虚，肝阳上亢。

治法：滋阴补血，平肝调肝。

处方：蒺藜 20 克，白芍 30 克，甘草 10 克，代赭石 30 克，天冬 15 克，玄参 15 克，生牡蛎 50 克（先煎），生龙骨 50 克（先煎），怀牛膝 30 克，茵陈 15 克，川楝子 15 克，麦芽 15 克，熟地黄 30 克，当归 15 克，川芎 10 克，淡竹叶 15 克，黄芩 10 克。6 剂。

煎服法：水煎服，日 1 剂，分 2 次服。

二诊（2013 年 10 月 22 日）：服药后，诸症悉减。上方减川芎之温升，继进 6 剂。

患者服药后痊愈，未再复发。

例七　吕某，女，68 岁，2015 年 11 月 27 日初诊。

主证：头痛，胸痛彻背，少寐，纳差，口臭，大便 2 日一行，不干燥，舌红，苔腻，脉左虚，右寸略大，尺虚。

中医诊断：头痛；胸痹。

辨证：肝郁化火，脾虚湿困，胸阳不振。

中医治法：宣展胸阳，调和肝脾，佐以肃肺。

处方：羌活 10 克，薄荷 15 克，藿香 10 克，瓜蒌 20 克，薤白 15 克，半夏 15 克，当归 15 克，川芎 15 克，红参 15 克，柴胡 15 克，黄芩 15 克，甘草 10 克，炒酸枣仁 15 克，茯苓 15 克，知母 15 克，枳壳 15 克，枇杷叶 15 克。6 剂。

煎服法：水煎服，日 1 剂，分 2 次服。

患者服药后显效。继进上方 12 剂愈。

按语：该患者有肝火，肝属木，木克土致脾虚生湿，故苔腻，致脾不升清而头痛，致胃气上逆而纳差、口臭，右寸脉较大为肺热不降。故本方以枇杷叶降肺胃之气，以薄荷、藿香减胃肠异常发酵，羌活、薄荷、川芎治其头痛，瓜蒌、薤白、半夏宣展胸阳且祛痰，以小柴胡汤和解少阳治其纳差，以酸枣仁汤治其少寐以安神。药中肯綮，故服之有效。

（二）眩晕

例一　苏某，女，38 岁，1980 年 6 月 8 日初诊。

主证：眩晕，心烦少寐，腰酸痛，高血压病，水肿，腿感沉重，化验尿：蛋白（＋），红细胞 20 ～ 30 个/高倍视野，白细胞 0 ～ 4 个/高倍视野，舌淡苔白，脉沉弦。

中医诊断：眩晕。

辨证：肾虚，肝阳亢。

治法：补肾，平肝，利尿止血。

处方：代赭石50克（捣），怀牛膝50克，藕节150克，菊花15克，天麻10克，白茅根50克，益母草50克，杜仲15克，桑寄生25克，川续断50克，茯苓20克，薏苡仁20克，连翘20克，石韦30克。6剂。

煎服法：水煎服，日1剂。

二诊（1980年6月15日）：眩晕见轻，水肿见消，腿感到轻松，睡眠见强，腰仍酸痛，舌淡苔白，脉沉弦。

于上方中加入枸杞子15克，山茱萸15克，熟地黄30克，黄芪50克，当归15克，青蒿10克（后下）。

三诊（1980年6月21日）：眩晕止，腰酸痛减轻，舌淡略见红点，按前方加减共用药半年许，尿化验正常，诸症若失。

例二 顾某，女，28岁，1998年7月3日初诊。

主证：眩晕，手时常发麻，咽后壁有小滤泡，血压160/90mmHg，舌淡红，稍苔腻，脉两尺虚，右关虚，左关洪大。

中医诊断：眩晕。

辨证：肾虚，肝郁，肝亢。

治法：补肾，平肝，疏肝解郁。

处方：钩藤20克（后下），桑叶15克，菊花15克，牡丹皮15克，桑寄生30克，川续断15克，山楂片15克，白术15克，蒺藜20克，防风15克，僵蚕10克，射干10克，浙贝母 15 克，玄参 15 克，益母草 15 克，白茅根 20 克，泽泻 20 克，天麻 15 克，杜仲 20 克，白芍 20 克，怀牛膝 20 克，丹参 30 克，熟地黄 30 克。6 剂。

煎服法：水煎服，日 1 剂。

二诊（1998 年 7 月 10 日）：手麻差，眩晕减，血压 120/75mmHg。按上方继用 6 剂，服后手已不麻，眩晕停止。后用上方加减共服一个半月，痊愈。

例三　王某，男，60 岁，1989 年 8 月 1 日初诊。

主证：眩晕、乏力已两个月，多方诊治，服多药均不见效，舌苔白腻，脉左关弦甚，右关虚。

中医诊断：眩晕。

辨证：肝郁，脾虚不能升清。

治法：疏肝理气，健脾升清。

处方：柴胡 7.5 克，当归 15 克，白芍 15 克，赤芍 15 克，白术 15 克，茯苓 20 克，苍术 15 克，甘草 15 克，枳壳 15 克，陈皮 15 克，黄芪 30 克。6 剂。

煎服法：水煎服，日 1 剂。

二诊（1989 年 8 月 7 日）：服后显效，按上方继用 6 剂，服后愈。

例四　杨某，男，69 岁，2003 年 12 月 9 日初诊。

主证：眩晕，时而胸闷气短，素日血压较高，舌淡苔白，脉左寸虚，两尺虚，两关及右寸稍大。

中医诊断：眩晕；胸痹。

辨证：气血虚，肝失所养，肝郁上亢，胸阳不振，心脑供血不足。

治法：补气血，升举阳气，宣展胸阳，平肝疏肝。

处方：葛根20克，川芎15克，丹参30克，黄芪50克，当归15克，杜仲30克，补骨脂20克，生地黄20克，半夏15克，牛膝15克，薤白15克，瓜蒌30克，钩藤20克（后下），柴胡7.5克，菊花15克，蒲公英30克。3剂。

煎服法：水煎服，日1剂。

二诊（2003年12月12日）：患者服药后诸症消失，效果较好，效不更方，继用6剂。

例五　魏某，女，75岁，2009年5月26日初诊。

主证：每活动后，眩晕，血压不稳，舌淡苔白，略有黄色，脉弦，两寸脉强于两关，两关脉强于两尺，两尺虚。

中医诊断：眩晕。

辨证：血虚，肾虚，肝阳亢。

治法：补血，补肾，平肝，泻肺利尿。

处方：黄芪40克，当归15克，山茱萸20克，补骨脂15克，牛膝30克，钩藤20克（后下），天麻15克，茯苓20克，半夏15克，黄芩15克，桑白皮15克，蒺藜20克，地龙15克，白茅根30克。6剂。

煎服法：水煎服，日1剂。

二诊（2009年6月3日）：服后见效，患者要求按原方再服几剂，同意之，效不更方。

患者再服6剂，愈。

例六　赫某，女，60岁，2007年10月24日初诊。

主证：眩晕，天旋地转，卧而更重，转侧更重，常伴有头痛，项强，舌质淡红，苔白，脉缓，尺虚。

中医诊断：眩晕。

辨证：脾肾两虚，清气不能上升，浊阴不能下降。

治法：补脾肾，平肝疏肝，升清降浊。

处方：羌活 10 克，葛根 15 克，川芎 15 克，薄荷 10 克，山药 25 克，茯苓 15 克，苍术 10 克，山茱萸 15 克，牡丹皮 15 克，泽泻 15 克，钩藤 15 克（后下），菊花 15 克，葶苈子 15 克（包煎）。6 剂。

煎服法：水煎服，日 1 剂。

二诊（2007 年 10 月 31 日）：患者服 2 剂后眩晕止，服 6 剂后头不痛，项亦舒。为巩固效果，再用 6 剂。

例七 苏某，女，46 岁，2010 年 7 月 14 日初诊。

主证：眩晕，头重如裹，四肢麻木，便秘，舌淡苔白腻厚，舌质紫暗，脉弦细。

中医诊断：眩晕。

辨证：痰湿阻遏阳气。

治法：芳香化浊，健脾利湿。

处方：羌活 12 克，薄荷 15 克，苍术 15 克，茯苓 15 克，桂枝 15 克，白术 15 克，藿香 10 克，虎杖 15 克，川芎 15 克，郁金 15 克，厚朴 10 克，黄芩 10 克，片姜黄 10 克。6 剂。

煎服法：水煎服，日 1 剂。

二诊（2011 年 1 月 5 日）：患者时隔半年左右又发作来诊，寻找前方。诊之，与前证基本相同，但左关弦右关虚，左关强于右关。于前方中加入钩藤、天麻、僵蚕等平肝息风之品，6 剂。

患者服之见效，继用 2 剂巩固之。

例八 秦某，女，37 岁，2015 年 10 月 7 日初诊。

主证：眩晕，饭后胃胀，月经有血块，大便时间较长（约半个小时），大便不爽，便不尽，舌形大，舌边齿痕，舌淡红，薄少苔，脉虚缓，寸强于关，关强于尺。

中医诊断：眩晕。

辨证：脾胃虚弱。

治法：补气健脾，消补兼施。

处方：党参 30 克，白术 15 克，茯苓 15 克，甘草 10 克，黄芪 30 克，陈皮 15 克，枳壳 15 克，木香 15 克，槟榔片 15 克，苍术 10 克，山楂片 30 克，神曲 15 克，莱菔子 15 克，连翘 15 克，怀牛膝 30 克，川芎 15 克，当归 15 克，半夏 15 克，草果 10 克（打，后下）。6 剂。

煎服法：水煎服，日 1 剂。

二诊（2015 年 10 月 14 日）：眩晕减轻，大便痛快许多，腹胀减轻，但项强背不舒，于上方加羌活 10 克，葛根 20 克。6 剂，水煎服，日 1 剂。

患者服药后病情好转。之后按上方加香附、丹参、片姜黄、白芷、薄荷等服月余，愈。

例九 陈某，女，55 岁，2015 年 5 月 8 日初诊。

主证：眩晕，时心难受，呃逆，面红，舌苔白，脉两关大、弦。既往有高血压、肾小球肾炎病史。

中医诊断：眩晕。

辨证：痰湿中阻，肝阳上亢。

处方：天麻 15 克（打），钩藤 20 克（后下），白芍 25 克，生龙骨 50 克（先煎），生牡蛎 50 克（先煎），黄芩 15 克，当归 15 克，栀子 7.5 克，桑寄生 30 克，川牛膝 15 克，益母草 15 克，首乌藤 30 克，石决明 30 克（打），茯苓 15 克，白术 15 克。6 剂。

煎服法：水煎服，日 1 剂。

服药后眩晕见好，按原方继用 18 剂，眩晕愈。

例十 于某，女，45 岁，2014 年 3 月 25 日初诊。

主证：眩晕，头沉重，近两天加重，大便 1 ～ 3 天 1 行，不干燥，多梦少寐，血压常在 105/（60 ～ 70）mmHg，舌淡苔白，舌边齿痕，脉虚，左尺略显出，余呈虚状。

中医诊断：眩晕。

辨证：心脾气虚。

治法：补心脾，安神，理气化瘀导滞。

处方：红参 15 克，白术 15 克，茯苓 15 克，甘草 10 克，生姜 15 克，大枣 7 枚（擘），炒酸枣仁 20（打），黄芪 25 克，远志 10 克，当归 15 克，龙眼肉 15 克，川芎 10 克，枳壳 15 克，木香 15 克，苍术 10 克，槟榔片 15 克。3 剂。

煎服法：水煎服，日 1 剂。

二诊（2014 年 3 月 29 日）：患者服药后眩晕止，头沉重减轻，大便正常，睡觉好，脉象略显出，嘱其常服人参归脾丸。

例十一 李某，男，88 岁，2016 年 7 月 12 日初诊。

主证：眩晕，时耳鸣，头胀，尿黄，便不成形，既往有结肠炎且因肠梗阻行手术，舌淡苔白，脉左关弦大，余脉虚。

中医诊断：眩晕。

辨证：肝阳上亢。

治法：清肝，平肝，滋阴养血。

处方：当归15克，白芍20克，生地黄30克，龙胆草10克，车前子15克（包煎），黄芩15克，川楝子15克，泽泻15克，甘草10克，柴胡5克，钩藤20克（后下），苦参15克，薏苡仁20克，滑石15克，通草5克，葛根15克，野菊花15克，桑寄生30克，蝉蜕6克，僵蚕10克。6剂。

煎服法：水煎服，日1剂。

二诊（2016年7月18日）：患者服药后，大便成形，头不胀，耳不鸣，尿黄减，患者要求再服3剂。

2016年7月21日来人告愈。

按语：《素问·至真要大论》云："诸风掉眩，皆属于肝。"肝为风木之脏，其性主动、主升，如阳盛体质之人，阴阳失其常度，肾阴亏于下，肝阳亢于上则见眩晕；或抑郁恼怒太过，肝失调达，肝气郁结，气郁化火伤阴，风阳易动上扰头目发为眩晕；或肝失调达而致脾胃虚弱，不能运化水谷以生气血，气虚则清阳不振，清气不升，血虚则肝失所养，而虚风内动发为眩晕；或脾虚生痰，痰湿中阻，清阳不升，清空之窍失其所养而致眩晕。又肝属木，木生火，肝为心之母，肝藏血，心主血，血为神之性，血瘀亦会生风而造成眩晕。

以上十一例病案，多为本虚标实，实指风火痰湿，虚则为气血阴阳之虚，均以肝、脾、肾为重点，三者之中又以肝为中心。

（三）胁痛

例一 贾某，女，43岁，2010年5月15日初诊。

主证：右胁痛，连及对应背侧，易生气，项强，大便干，舌略红，脉左关弦、右关虚。

中医诊断：胁痛。

辨证：肝郁气滞化热。

处方：栀子 15 克，牡丹皮 15 克，柴胡 7.5 克，白芍 15 克，香附 10 克，枳壳 10 克，青皮 10 克，陈皮 10 克，薄荷 10 克，川芎 10 克，当归 15 克，茯苓 15 克，白术 15 克，羌活 12 克，葛根 15 克。15 剂。

煎服法：水煎服，日 1 剂，分 2 次服。

患者服药后愈。

例二 修某，女，30 岁，2014 年 3 月 31 日初诊。

主证：背痛，胁痛，乏力，持续一年余。偶有口苦，少寐，月经有血块，舌有红色瘀点，边有齿痕，脉右尺虚伏、左关寸弦。

中医诊断：胁痛。

辨证：肝郁气滞，气滞血瘀。

治法：疏肝理气，化瘀安神。

处方：柴胡 7.5 克，白芍 20 克，香附 10 克，延胡索 15 克，川楝子 15 克，牡丹皮 15 克，赤芍 15 克，炒酸枣仁 15 克，川芎 10 克，丹参 25 克，败酱草 20 克，菊花 15 克，地骨皮 15 克，首乌藤 30 克，知母 15 克，生地黄 30 克，黄芩 15 克，半夏 15 克，生姜 15 克，大枣 7 枚。6 剂。

煎服法：水煎服，日 1 剂，分 2 次服。

患者服药后，诸症悉减，效不更方，继进上方 12 剂告愈。

例三 刘某，女，58 岁，2016 年 4 月 5 日初诊。

主证：右胁不适，时痛，自觉眼睑皮肤发硬，口苦，胃脘不舒，口臭，吞酸，尿黄，大便干燥，3～4 日一行，曾患胆囊炎、鼻炎，苔黄腻，边有齿痕，中有裂纹，脉左弦数，大于右。

中医诊断：胁痛。

辨证：肝经湿热。

治法：清利肝经湿热。

处方：茵陈30克，栀子7.5克，大黄15克，木香15克，槟榔15克，枳壳15克，柴胡7.5克，黄芩15克，半夏15克，蒲公英25克，苦参15克，丹参15克，玄参15克，薄荷10克，浙贝母15克，大青叶15克，薏苡仁25克，藿香10克，金钱草15克。6剂。

煎服法：水煎服，日1剂，分2次服。

二诊（2016年4月11日）：服药后，诸症悉减。但见心慌，乏力，右脉虚，拟以健脾强心调肝为法。

处方：茯苓15克，桂枝15克，白术15克，甘草15克，白芍15克，柴胡7.5克，炒酸枣仁15克，党参15克，麦冬20克，五味子15克，川芎10克，麦芽15克，槟榔15克，木香15克，枳壳15克。6剂。

煎服法：水煎服，日1剂，分2次服。

三诊（2016年4月17日）：言心慌止，但少寐，足热甚，手亦热，右胁下稍有不适，潮热汗出，时眩晕头痛，尿黄尿热，鼻干，舌淡苔白，脉左寸涩、余虚。按中下焦湿热、阴血虚拟方。

处方：黄柏15克，滑石15克，茵陈15克，栀子6克，柴胡5克，木香10克，枳壳15克，大黄15克，白芍25克，金钱草15克，黄芩10克，生地黄30克，枸杞子15克，麦冬

20 克，沙参 20 克，当归 15 克，地骨皮 15 克，川楝子 15 克，丹参 25 克，败酱草 20 克，首乌藤 30 克，玄参 15 克。6 剂。

煎服法：水煎服，日 1 剂，分 2 次服。

患者服药后基本痊愈。

例四　葛某，女，50 岁，2011 年 4 月 4 日初诊。

主证：右胁痛，西医检查诊断为胆囊炎，口苦，纳差，夜尿多，舌苔白稍腻，脉左关弦大、余虚。

中医诊断：胁痛。

辨证：肾虚，肝经湿热。

治法：补肾，清肝经湿热。

处方：茵陈 30 克，栀子 10 克，大黄 15 克，白芍 30 克，柴胡 10 克，木香 15 克，枳壳 15 克，黄芩 15 克，蒲公英 30 克，龙胆 10 克，当归 15 克，生地黄 15 克，车前子 15 克，泽泻 15 克，甘草 6 克，薏苡仁 20 克，厚朴 10 克，川楝子 10 克，菟丝子 20 克，金樱子 15 克。6 剂。

煎服法：水煎服，日 1 剂，分 2 次服。

患者服药后，显效。上方减车前子，继服 24 剂愈。

例五　王某，男，48 岁，2016 年 10 月 12 日初诊。

主证：右胁痛，口酸口苦，曾患胃溃疡，舌淡，舌尖有红点，边有齿痕，脉左弦、关甚，右关略虚、寸尺弦甚。

中医诊断：胁痛。

辨证：肝火，肝气犯胃。

治法：化瘀清肝和胃。

处方：滑石 15 克，黄连 7.5 克，紫苏 15 克，蒲公英 30 克，败酱草 25 克，薏苡仁 20 克，葛根 20 克，海螵蛸 20 克，白芍 15 克，白及 10 克，地榆 15 克，薤白 15 克，忍冬藤 30 克，连翘 15 克，黄芩 15 克。6 剂。

煎服法：水煎服，日 1 剂，分 2 次服。

按语：①胁痛者多为女性，注意应用逍遥丸，有热者用加味逍遥丸；又不寐、少寐者，加用炒酸枣仁、首乌藤、牡丹皮、栀子等；丹参配败酱草治少寐亦佳。②胁痛兼胃痛者，虚者加四君子汤，热者加蒲公英，此药配伍应用得当寒热虚实证均可应用。若查出钩端螺旋体，注意选用地榆、栀子、青蒿、虎杖、板蓝根、大青叶、黄芩、土茯苓等。③疏肝理气。有舌苔、胃津不伤者，用小量柴胡；若无苔、津伤者，用川楝子。④对于因气滞引起的大便 3～5 日一行，无论干燥与否均可选用木香、槟榔、大黄、枳壳。⑤海螵蛸、白及、滑石对保护胃黏膜有良效。

（四）黄疸

例一　赫某，男，69 岁，2001 年 8 月 30 日初诊。

主证：因肝受损，身、面、目皆黄，乏力，口苦，纳差，心烦，少寐，腹胀大，尿黄，五天未便，自觉发热，恶热，舌苔白腻，脉弦，两寸脉强于两关脉，两关脉强于两尺脉。化验报告：血胆红素增高，转氨酶下降。患者于外院住院，医院通知家属准备后事。

中医诊断：黄疸。

西医诊断：重症肝炎。

辨证：肝胆湿热，湿热阻滞。

治法：清肝胆湿热，解毒凉血，化湿通阳。

处方：茵陈 50 克，栀子 15 克，大黄 20 克（后下），半

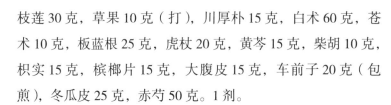

枝莲30克，草果10克（打），川厚朴15克，白术60克，苍术10克，板蓝根25克，虎杖20克，黄芩15克，柴胡10克，枳实15克，槟榔片15克，大腹皮15克，车前子20克（包煎），冬瓜皮25克，赤芍50克。1剂。

煎服法：水煎服，日1剂。

二诊（2001年8月31日）：患者早来电话，大便2次，尿约2000mL。

患者诸症已见轻，之后用此方加减，服15剂基本痊愈，遂出院。

按语：该患者服某坐堂医有毒之药（全蝎、蜈蚣）等，导致肝受损，出现全身发黄，因而住院治疗。因病不见好，日益加重而到外院继续住院治疗，也不见好转，住院医师通知家属准备后事。处方中应用了茵陈蒿汤等药，总的目的是清肝胆湿热，通利二便，使湿热之毒从二便排出。张仲景说："见肝之病，知肝传脾，当先实脾。"脾能胜湿，土能治水，故加白术60克，苍术10克以健脾，且白术重用有泻下之功；为加强循环加用了赤芍50克，虎杖20克，赤芍化瘀解毒清热，虎杖活血化瘀且有泻下作用；为了使胃肠运化起来，应用了草果、川厚朴、槟榔片和大腹皮，温热助阳，理气通下，体现了张仲景的"病痰饮者，当以温药和之"的观点；又加用枳实加强胃肠蠕动以配合；同时运用了小柴胡汤的二味中心之药，柴胡、黄芩共同以肝为中心，以通利大小便为基本点，用药得当，故使重病转危为安；据有关资料介绍，茵陈、栀子、赤芍有降胆红素的作用。

我想，患者之前去的医院，一定会用茵陈蒿汤这个常用的方剂，那为什么没治好病，且日益加重，直到病危？这是因为没有根据具体情况配合其他药物。这是关键。中医认为人是统一的整体，不能头痛医头，脚痛医脚，而要全面思考，才能收到好的结果。

例二　战某，男，48岁，2010年4月8日初诊。

病史：来诊前曾于外院治疗，诊为弥漫性肝坏死，疗效不佳，患者乘车来到诊所，被人搀扶到诊室。

主证：乏力，面色黧黑，白睛略黄，两胁隐痛，素日血压高，舌淡苔薄白，苔略少，舌中有纹，舌左前部有紫色瘀斑，脉两寸虚。

中医诊断：胁痛。

西医诊断：弥漫性肝坏死。

辨证：肝胆郁热，气阴两虚。

治法：补气阴，化瘀清热。

处方：红参15克，麦冬25克，五味子15克，黄芪50克，枸杞子20克，熟地黄30克，当归15克，赤芍15克，川芎15克，山药30克，白扁豆15克，沙参20克，薏苡仁20克，川楝子15克，升麻15克，山楂20克，炒麦芽15克，神曲15克，蒲公英25克，茵陈25克。6剂。

煎服法：水煎服，每日1剂，分2次服。

二诊（2010年4月16日）：服药后，显效，步行来诊。继进上方30剂，基本痊愈。仿上方义，配料药1剂，以巩固疗效。

按语：该患从症状看是气阴两虚，治疗应以补虚为中心，虽然白睛略黄，也是因虚而致，故用生脉饮、四物汤和参苓白术散合方加减；因其脉两尺虚，说明阳气虚，又增加了枸杞子、升麻补而升阳；加川楝子使补而不滞且不伤阴；加三仙助消化；加蒲公英、茵陈清热解毒；加黄芪、当归补气血。总之，全方扶正祛邪，以补为主。

总之，治疗肝病不要忘掉补，包括治疗肝硬化、肝腹水、肝炎。这是从临床中大量病例中体会到的，我们临证时要有这样一个思想，当然也要根据具体情况而定。

（五）震颤

王某，女，60岁，2015年3月4日初诊。

主证：发作时身体震颤，身瘦，纳差，胸闷，大便2～3天一行，量少，舌苔白腻，舌形大，脉弦。

中医诊断：震颤。

辨证：少阳病兼证。

治法：和解少阳，重镇安神。

处方：柴胡20克，黄芩15克，半夏15克，生姜15克，大枣6枚，生龙骨30克（先煎），生牡蛎50克（先煎），桂枝15克，白芍30克，枳壳15克，茯苓15克，大黄15克，红参15克。3剂。

煎服法：水煎服，日1剂。

二诊（2015年3月11日）：说效果很好，诊脉两寸细，于上方中加百合15克，当归15克，黄芪40克。6剂，水煎服，日1剂。服后告愈。

按语：肝主风，风盛则动。中医学认为震颤与肝有关，该患纳差，胸闷，大便少且2～3日一行，脉弦。选用《伤寒论》中大、小柴胡汤加减，重用生龙骨、生牡蛎平肝，取用对症，故见效明显。二诊考虑患者舌形大，舌淡，又两寸脉细，所以加了百合、当归、黄芪，补气血而滋心肺之阴，服后而痊愈。

（六）中风后失语

例一　单某，男，60岁，2009年5月6日初诊。

主证：前半年因患脑血栓，当时住院，现已出院，半身不遂基本恢复正常，但失语没有好转，特前来治疗失语。舌苔腻略黄，脉数，两尺脉弦大，两寸偏弱。

中医诊断：失语，中风后遗症。

辨证：痰蒙心窍。

治法：化痰强心，祛痰开窍。

处方：瓜蒌30克，薤白15克，半夏15克，黄芪30克，丹参30克，羌活15克，石菖蒲15克，远志15克，郁金15克，天竺黄10克，水蛭10克，鸡内金15克（捣），地龙15克，黄芩15克，钩藤20克（后下）。

煎服法：6剂，水煎服，日1剂。

患者服药后明显好转，效不更方，按前方共服24剂，基本恢复正常，今已能说话。

例二　魏某，男，60岁，2015年11月6日初诊。

主证：语言謇涩，走路不正，左足凉，两腿乏力，便稀，舌淡暗苔腻，左关虚，右关强于左关，脉右寸弦劲，左寸细弦，血压140/90mmHg。

中医诊断：失语（中风后遗症）。

辨证：痰阻廉泉脉络，肾虚精气不能上承，虚实相兼。

治法：祛风豁痰，化痰宣通窍络，补肾与气血。

处方：天麻 15 克，钩藤 15 克（后下），郁金 10 克，羌活 10 克，泽泻 15 克，川芎 15 克，陈皮 15 克，半夏 15 克，茯苓 15 克，苍术 10 克，独活 15 克，制首乌 30 克，鸡内金 15 克（打），水蛭 10 克（打），川牛膝 15 克，黄芪 40 克，当归 15 克，赤芍 15 克，白芥子 10 克（打），鸡血藤 30 克，巴戟天 15 克。6 剂。

煎服法：水煎服，日 1 剂。

二诊（2015 年 11 月 13 日）：患者自觉好转，腿部轻松，继用上方。

患者共服 24 剂，基本痊愈。

按语： 中风后遗症舌暗不语，近年来临床亦多见，在治疗中本人认为不论虚、实，都要化痰化瘀开窍，虚证要配合补肾、补气血。教材中写到，实证用解语丹，息风化痰，开窍通痹；虚证用地黄饮子，补肾养心，化痰开窍，使阴液上承。但二者又有联系，并非绝对分开。

例一脉象两寸偏弱，是气虚和胸阳不振，故选用瓜蒌薤白半夏汤加黄芪来宣展胸阳，补气养心用丹参、地龙、水蛭配合鸡内金活血化瘀，用羌活、石菖蒲、远志、郁金、天竺黄通痹化痰开窍，用黄芪、钩藤清湿热平肝。调整上下，用药对症，故效果明显。

例二左足凉，便稀，舌苔腻，肝脾不和，方选半夏白术天麻汤。用二陈汤加白芥子化湿除痰，加天麻平肝息风，用制首乌、巴戟天等补肾，用黄芪、当归、鸡血藤补血气，用郁金、赤芍、水蛭、川牛膝活血化瘀，交通上下。

（七）慢惊风

王某，女，15 岁，1990 年 5 月 24 日初诊。

病史：该患曾患风湿热，西医给予抗风湿治疗，后因生气而突发左侧上下肢不自主舞动。

主证：关节痛，两手腕痛甚，左上下肢不自主地舞动，入睡停止，苔腻略黄，脉滑数。

中医诊断：慢惊风。

西医诊断：小舞蹈症。

辨证：湿瘀化风。

治法：抗风湿，化瘀化痰，清肝平肝息风。

处方：羌活 10 克，菊花 10 克，白附子 10 克，白芷 10克，天麻 10 克，钩藤 15 克，白芍 15 克，蝉蜕 6 克，防风 10克，石决明 25 克，珍珠母 25 克，天南星 6 克，蜈蚣 1 条，僵蚕 15 克，地龙 15 克。3 剂。

煎服法：水煎服，日 1 剂，分 2 次服。

二诊（1990 年 5 月 29 日）：服药后，肢体停止舞动，上方减蜈蚣、地龙，继服 3 剂，服如前法。

三诊（1990 年 6 月 5 日）：关节已不痛，感左侧肢体无力，苔薄白，脉弦滑。拟以健脾祛湿、柔肝平肝为法。

处方：白芍 25 克，甘草 10 克，生地黄 25 克，苍术 15克，薏苡仁 25 克，怀牛膝 10 克，钩藤 10 克（后下），桂枝 5克，木瓜 10 克，秦艽 15 克，威灵仙 15 克。3 剂。

煎服法：水煎服，每日 1 剂，分 2 次服。

患者服药后，基本痊愈。嘱其服用强力天麻杜仲丸以巩固疗效。

按语：对于小舞蹈症，西医学认为是风湿病侵犯脑干所发；中医学认为是肝风内动，肝位于右侧，而气行于左，故见左侧肢体舞动。该患者患有风湿病，又因生气而产生气滞，进而造成痰血瘀滞。故治疗应注意平肝息风、祛痰化瘀并用。药用天麻、防风、僵蚕、蝉蜕息内外风；白附子、天南星化痰；菊花清肝；羌活、白芷通痹祛风湿，并上行入脑直通脑干；地龙活血化瘀并祛痰；蝉蜕、蜈蚣、地龙、僵蚕等虫类药搜风，对治疗风湿及血痹起到至关重要的作用。

八年后，有一名老年患者被西医诊为小舞蹈症，治疗无效，来诊。按上例治法加减，服药3剂愈。

五、肾系病证

（一）耳鸣

例一　徐某，男，33岁，2016年4月12日初诊。

主证：耳鸣，声细，泄泻，大便日行2～4次，便不净，有痔疮，腰酸，早泄，尿黄，浑浊，舌淡红，脉寸尺弦大，关较前两脉差，左寸脉弦大。

中医诊断：耳鸣。

辨证：脾肾两虚，郁而化热。

治法：补脾肾，固精，行气，清利湿热。

处方：芡实15克，黄柏25克，木香15克，苦参15克，女贞子15克，墨旱莲15克，山茱萸15克，薏苡仁30克，丹参30克，萆薢15克，当归15克，败酱草25克，蒲公英25克，白术15克，乌梅10克，赤芍15克，牡丹皮15克，王不留行20克，大腹皮15克。6剂。

煎服法：水煎服，日1剂。

二诊（2017年4月19日）：时隔一年余复诊，说去年4月服药6剂，效果非常好，耳鸣、早泄、大便泄泻基本痊愈，近日又犯了，想寻上方再吃几剂，于是查询上方，诊其舌脉基本相同。效不更方，又抓6剂而去，嘱其病需服一个月中药，彻底治一治为好。

例二 杨某，女，34岁，2016年5月3日初诊。

主证：耳鸣声细，腰酸，眼干，时口苦，形体肥胖，畏寒，面色不华，舌形大，舌边齿痕，舌淡苔白，脉两寸虚，左关虚、寸弦，右关虚、寸弦。

中医诊断：耳鸣。

辨证：脾肾阳虚又兼肝肾阴虚，肝火旺。

处方：熟地黄30克，泽泻15克，茯苓15克，山药20克，山茱萸15克，牡丹皮15克，肉桂10克，附子10克，柴胡7.5克，黄芩10克，薄荷10克，枸杞子15克，菊花15克，生地黄30克，磁石50克（包煎），川芎15克。6剂。

煎服法：水煎服，日1剂。

二诊（2016年5月11日）：大便不爽，便不尽，于上方中加木香15克，槟榔片15克。继用6剂，水煎服，日1剂。

三诊（2016年5月19日）：耳鸣愈，舌边仍有齿痕，质暗，有瘀斑，月经来潮，有血块，粉红色，脉两尺呈虚状，但已不畏寒，口苦，口有异味，色暗黑不华，足肿，尿热而黄，于上方中加芦根15克，菟丝子20克，滑石15克，白茅根30克。6剂。

煎服法：水煎服，日1剂。服药后愈。

按语：耳鸣病因病机复杂，《灵枢·海论》说："髓海不足，则脑转耳鸣。"又脾虚阳气不振，清气不升，或肝胆之火上扰，清窍被蒙，均可导致耳鸣，所以要根据具体情况全面考虑。

例一有脾虚泄泻，又有肾阳虚夹湿热的早泄，尿黄浑浊，还有便不尽的现象，所以药用芡实、白术、草薢健脾化浊，用女贞子、墨旱莲滋补阴阳，用黄柏、苦参、败酱草、蒲公英清湿热，用当归、丹参活血化瘀，用木香行气，用乌梅、芡实收涩固精。全面调整，速见成效。

例二为肾阴阳两虚，又有肝火而目干口苦，还有脾虚之肥胖，在治疗中发现其气滞而致大便便不尽，故在药中加木香、槟榔片之后才使耳鸣停止。

二例之愈告诉我们行气理气之重要，心脉涩则耳鸣，气为血之帅，所以理气化瘀在治疗耳鸣时十分重要。例一药中用丹参、当归和木香，例二药中用了木香、槟榔片、柴胡、薄荷、川芎，也都是行气化瘀活血之药。

（二）水肿

例一 张某，男，21岁，1986年6月19日初诊。

主证：全身高度水肿，按之凹陷，头部为甚，腹部膨隆，叩诊浊音，脘腹胀闷，纳差，倦怠乏力，气短懒言，面色无华，尿不黄，舌淡苔白，脉缓。

中医诊断：水肿。

辨证：寒湿困脾，脾不治水。

治法：通阳化湿利水。

处方：黄芪15克，防己15克，葶苈子15克，麻黄10

克，防风 15 克，苍术 15 克，大腹皮 15 克，厚朴 15 克，白茅根 20 克，茯苓 20 克，白术 15 克，木香 15 克，槟榔 15 克，桂枝 15 克，猪苓 15 克，泽泻 15 克，附子 10 克，赤小豆 15克。2 剂。

煎服法：水煎服，每日 1 剂，分 2 次服。

二诊（1986 年 6 月 21 日）：服药后，浮肿大减，腹胀减，饮食增。继进上方，附子量增至 15 克，先煎 40 分钟，余法同上方。3 剂。

煎服法：水煎服，每日 1 剂，分 2 次服。

患者药后而愈。

例二 姜某，男，70 岁，2015 年 5 月 16 日初诊。

主证：全身浮肿，按之凹陷，每天下午 4 ～ 5 时肿甚，睡后肿消，夜尿 2 ～ 3 次，有高血压（服药后 140/90mmHg），舌淡，边有齿痕，脉右关较寸弦，尺伏，右关较左关弦大，左寸虚。

中医诊断：水肿。

辨证：脾肾阴阳两虚，肝旺。

处方：黄芪 50 克，茯苓皮 15 克，生姜 15 克，大枣 7 枚，葛根 15 克，蒲公英 30 克，连翘 15 克，菟丝子 20 克，金樱子15 克，桑寄生 30 克，熟地黄 30 克，泽泻 20 克，山茱萸 15克，车前子 15 克，乌药 15 克，地龙 15 克，钩藤 20 克（后下），瓜蒌皮 15 克，薤白 15 克。6 剂。

煎服法：水煎服，每日 1 剂，分 2 次服。

二诊（2015 年 6 月 11 日）：服药后，水肿见消，血压降至 130/85mmHg，效不更方，继进上方 6 剂。

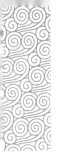

患者服药后水肿愈。

例三 韩某，女，86 岁，2013 年 10 月 18 日初诊。

主证：全身水肿，腿肿为甚，按之凹陷，持续 3 月余。畏寒，手足凉，咳喘有痰，痰白黏，咽部阻塞感，清涕，舌红少苔，脉结，既往有心脏不适。

中医诊断：水肿。

辨证：心肾阴阳两虚，兼寒包火之咳喘，肺胀。

治法：阴阳双补，宣降肺气。

处方：附子 10 克，桂枝 15 克，白术 15 克，白芍 15 克，生姜 15 克，茯苓 15 克，茯苓皮 15 克，沙参 15 克，川贝母 10 克，炙麻黄 5 克，生石膏 30 克，芦根 15 克，冬瓜仁 15 克，薏苡仁 20 克，白扁豆 15 克，山药 25 克。6 剂。

煎服法：水煎服，每日 1 剂，分 2 次服。

患者服药后，诸症悉减，但脉仍结，于上方加红参 15 克，生地黄 40 克。继进 6 剂，水煎服，药后而愈。嘱其服用生脉饮以巩固疗效。

按语：例一患者头部水肿甚，故选用了麻黄、葶苈子，肃降肺气，又脘腹胀闷、腹部膨隆，选用木香、槟榔、厚朴、苍术、大腹皮，行气消胀利水；其倦怠乏力、少气懒言、舌淡苔白、脉缓，选用防己黄芪汤益气健脾，利水消肿；又选用苓桂术甘汤（去甘草）加附子，温阳利水，故效果显著，立竿见影。

例二患者素有高血压病史，午后肿甚，上午肿消，说明阳气虚，故重用黄芪补气降压（黄芪超过 30 克有降压作用），加生姜、大枣增补阳气。其左关脉弦，又有高血压，选用钩藤、地龙平肝降压，用桑寄生滋肾降压。其舌边齿痕，夜尿多，故用熟地黄、泽泻、山茱萸、菟丝子、金樱子补肾阳；由于左寸脉较虚，加用瓜蒌皮、薤白。综合全方，调整阴阳平衡，水肿自愈。

例三患者年事已高，腿肿较甚，畏寒，手足凉，故用真武汤温肾散寒，健脾利水；其又咳喘，清涕，舌红少苔，为肺气不宣兼阴虚，故加用麻杏石甘汤并加白扁豆、沙参、山药，滋肺胃之阴。二诊针对其气阴两虚、脉结代，加用红参并重用生地黄，仿仲景之意，药用对症，虽患者年事已高，收效亦著。

（三）遗尿

例一 陈某，女，7 岁，1991 年 8 月 7 日初诊。

主证：天天尿床已多年，舌质略红，脉正常。

中医诊断：遗尿。

辨证：脾肾两虚，气阴不固。

治法：补脾肾，益气收敛。

处方：益智仁 30 克，生牡蛎 30 克，牡丹皮 15 克，鸡内金 15 克，柴胡 15 克，升麻 10 克，芡实 15 克，桑螵蛸 15 克，甘草 15 克，黄芪 30 克，熟地黄 30 克。3 剂。

煎服法：水煎服，日 1 剂，分 2 次服。服后告愈。

例二 张某，女，30 岁，2002 年 10 月 28 日初诊。

主证：小便淋沥，便秘，面红，舌质红少苔，脉细数。

中医诊断：遗尿。

辨证：阴虚血热，膀胱气化功能不佳。

治法：滋阴清热，泻肺通经。

处方：栀子15克，麦冬20克，生地黄20克，玄参15克，大黄15克，乌药15克，枳壳15克，大腹皮15克，紫苏子15克，芦根30克。3剂。

煎服法：水煎服，日1剂，分2次服。

患者服后告愈，未再次发作，后来又因便秘索此方服10剂愈。

例三　侯某，女，28岁，2010年5月28日初诊。

主证：遗尿，尿不畅，下腹不适，舌红少苔，脉数，两关脉大，右关尤甚。

中医诊断：遗尿。

辨证：脾肾阴虚，肝郁气滞。

治法：滋补脾肾，理气化瘀，利尿。

处方：桑寄生20克，熟地黄30克，山药30克，山茱萸15克，川续断15克，川楝子15克，白芍15克，乌药15克，大腹皮15克，连翘15克，金银花15克，赤芍15克，麦芽20克，茯苓15克，石韦15克，白茅根25克，泽泻15克。6剂。

煎服法：水煎服，日1剂，分2次服。

患者服药后疗效显著，共服18剂而愈。后将此方熟地黄易为女贞子、墨旱莲，制成药面以巩固疗效。

例四　王某，男，56岁，2012年4月3日初诊。

主证：遗尿，腰痛，身体肥胖，面色黑。该患这次来诊主要为看腰痛，对治愈遗尿不抱希望，因为曾治疗多年不见好转，腰痛以晨起为重，尿黄，舌质淡，苔黄白腻厚。

中医诊断：遗尿；腰痛。

辨证：肾阳虚，夹瘀，夹湿热。

治法：补肾阳，活血化瘀，祛湿热。

处方：补骨脂15克，茴香10克，木瓜15克，羌活10克，赤芍15克，桃仁10克，红花10克，杜仲25克，薏苡仁20克，黄柏15克，苍术10克，郁金10克，黄芩15克，川续断15克。6剂。

煎服法：水煎服，日1剂，饭后服。

二诊（2012年4月10日）：患者服2剂后，遗尿愈，服完6剂腰痛止。该患者为外地务工人员，此次回家，遂又嘱其服药2剂。

患者服药后，几十年的遗尿止，感到信心倍增，所以又多休几天，多吃几剂药以巩固疗效。

例五 李某，男，5岁，2009年10月18日初诊。

主证：自幼遗尿、盗汗，舌红少苔，脉细数。

中医诊断：遗尿。

辨证：肾阴虚火旺。

治法：滋肾阴清热，收涩。

处方：知母15克，黄柏15克，熟地黄30克，泽泻15克，山茱萸20克，牡丹皮15克，山药20克，天花粉15克，白果10克，桑螵蛸15克，玄参15克。3剂。

煎服法：水煎服，每剂水煎2次，共剩300mL，每服150mL，日服2次。

患者服药3剂后，遗尿、盗汗均好转，遂要求再服3剂。

按语：①遗尿首先要辨别是寒是热，是温补肾阳还是滋阴清热，总之都要用收涩之法，选用桑螵蛸、芡实等。②对于因实热者，可以采用通因通用，用清热利尿之法，可以选用白茅根、泽泻、石韦、大腹皮等。③对于气虚者，可以用升提之法，选用升麻、柴胡等。④乌药可以改善膀胱的气化功能，寒热均可以配伍，特别是寒者；鸡内金有缩尿作用，注意应用。

（四）尿浊

顾某，男，29岁，2010年10月30日初诊。

主证：会阴部疼痛，尿频，浑浊，尿不尽，尿黄，舌淡胖，苔白，脉两尺弦劲，两关大，两寸偏虚。

西医诊断：前列腺炎。

中医诊断：尿浊。

辨证：湿热瘀结于下焦，气化不利。

治法：清热利湿，兼补肾阳。

处方：黄柏25克，败酱草25克，蒲公英25克，萆薢15克，王不留行25克，忍冬藤25克，延胡索15克，木香15克，赤芍15克，牡丹皮15克，补骨脂15克，杜仲25克，乌药15克，薏苡仁25克，甘草10克，皂角刺15克，天花粉20克。6剂。

煎服法：水煎服，每日1剂，分2次服。

患者服药后，诸症悉减，继进上方24剂愈。

按语：本人治疗多例前列腺炎的体会如下。①在清热方面，黄柏、蒲公英、败酱草、忍冬藤确有疗效。②尿浑浊可选草薢、土茯苓。③疏通前列腺选用王不留行、漏芦、通草、川木通、路路通等，这些药也能通乳腺。④尿不尽选用木香、乌药、桂枝，这些药能改善膀胱气化功能。⑤活血化瘀选用赤芍、牡丹皮、丹参、当归、川芎、大黄等。⑥若有口苦、尿黄、眩晕、舌边红、脉左关弦等肝经湿热的证候，可选用龙胆泻肝汤加草薢、蒲公英、败酱草、赤芍等。

（五）肾水

例一 张某，男，37 岁，1989 年 12 月 29 日初诊。

病史：患者曾于外院诊断为肾小球肾炎，治疗 2 个月未见效果。

主证：腰酸，尿黄浊，舌淡红，苔略黄，脉细数。尿常规示红细胞 5～10 个/高倍视野，白细胞 16～18 个/高倍视野，尿蛋白（±），黏液丝（+）。

西医诊断：肾小球肾炎。

中医诊断：肾水。

辨证：肾阴虚，夹热。

治法：补肾，清热解毒，止血利尿。

处方：白茅根 50 克，藕节 50 克，桑寄生 30 克，川续断 20 克，熟地黄 50 克，山茱萸 20 克，牡丹皮 15 克，泽泻 15 克，山药 50 克，茯苓 15 克，黄芩 15 克，石韦 30 克，大蓟 15 克，小蓟 15 克，败酱草 20 克。10 剂。

煎服法：水煎服，日 1 剂，分 2 次服。

二诊（1990 年 1 月 19 日）：尿液颜色由黄浊减为稍黄，尿常规示尿蛋白（±），红细胞 1～3 个/高倍视野，白细胞 15～20 个/高倍视野，舌边稍红，脉细弦。

处方：上方加蒲公英 25 克，连翘 25 克。3 剂。

煎服法：水煎服，日 1 剂，分 2 次服。

三诊（1990 年 1 月 23 日）：尿颜色清，尿常规示红细胞（－），白细胞 0～2 个/高倍视野，余（－），上皮细胞 10～15 个，脉细弦，舌边稍红。效不更方，上方继用 6 剂，嘱其平时常服六味地黄丸、人参健脾丸。

10年后，与患者偶然见面，言一切正常。

例二 赵某，男，49岁，1990年3月19日初诊。

主证：腹胀，舌质淡红，苔白，脉两尺弦大，化验示尿蛋白（+），白细胞0～5个/高倍视野，红细胞2～6个/高倍视野。

西医诊断：肾小球肾炎。

中医诊断：肾水。

辨证：脾肾阴虚，夹气滞。

治法：补脾肾，理气导滞

处方：藕节50克，白茅根50克，桑寄生30克，川续断15克，女贞子15克，墨旱莲15克，石韦30克，槟榔片15克，熟地黄50克，泽泻15克，山药30克，茯苓15克，杜仲15克，山楂片15克，川楝子15克。

患者服上方加减1个月后，尿常规检查结果均正常，无明显不适症状，愈。

例三 李某，女，38岁，1990年4月2日初诊。

主证：腰痛，面目及小腿有轻度水肿，尿常规示尿蛋白（++），红细胞5～7个，尿黄，舌质红，少苔。

辨证：肾气阴两虚。

治法：补气阴，化瘀止血。

处方：藕节30克，白茅根30克，山茱萸15克，牡丹皮15克，党参25克，黄芪25克，熟地黄30克，山药25克，石韦30克，桑寄生30克，川续断15克，甘草15克，白术15克。3剂。

煎服法：水煎服，日 1 剂，分 2 次服。

二诊（1990 年 4 月 5 日）：服药后腰痛愈，月经至，继进上方 6 剂，水煎服，日 1 剂。

三诊（1990 年 4 月 12 日）：舌淡红，苔白滑，脉弱，腰酸痛。

处方：党参 30 克，黄芪 30 克，藕节 50 克，白茅根 30 克，石韦 20 克，女贞子 15 克，枸杞子 15 克，桑寄生 30 克，川续断 15 克，熟地黄 30 克，白术 15 克，山药 20 克，茯苓 15 克，陈皮 15 克，白扁豆 15 克，杜仲 20 克，龟甲 20 克（打）。

患者按上方加减，服 2 个月而愈。

例四 韦某，男，14 岁，2013 年 7 月 8 日初诊。

主证：尿血 2 个月。实验室检查示尿沉渣红细胞 241 个/高倍视野，尿镜检红细胞 43.4 个/高倍视野，尿蛋白（＋），pH6.5，尿比重 1.005。舌白苔，质淡红，脉两尺虚。

西医诊断：肾小球肾炎。

中医诊断：肾水。

辨证：脾肾两虚。

治法：补肾健脾，化瘀止血，利尿。

处方：熟地黄 30 克，泽泻 15 克，山茱萸 15 克，牡丹皮 15 克，山药 50 克，茯苓 15 克，白术 15 克，党参 25 克，甘草 15 克，白茅根 30 克，石韦 30 克，川续断 15 克，藕节 50 克。6 剂。

煎服法：水煎服，日 1 剂，早晚分服。

患者按上方加减服药治疗 2 个月，化验尿指标均正常，肾功正常，基本痊愈。

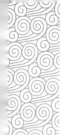

例五 李某，男，38 岁，2014 年 3 月 10 日初诊。

主证：足热，尿黄，乏力，易生气，舌淡苔白，舌前半部明显增大，舌边齿痕，脉数，肌酐、血尿酸高，蛋白（++++），潜血（±）。

中医诊断：肾水。

西医诊断：肾小球肾炎；肾囊肿；肾盂肾炎。

辨证：湿热下注，肝郁，肾阴虚，气血虚。

治法：清下焦湿热，平肝柔肝，补气血，滋肾阴。

处方：石韦 30 克，白茅根 30 克，桑寄生 30 克，川续断 15 克，熟地黄 30 克，泽泻 15 克，山茱萸 15 克，牡丹皮 15 克，土茯苓 30 克，生牡蛎 50 克，藕节 30 克，党参 20 克，白芍 25 克，生山药 50 克，茯苓 15 克，萆薢 15 克。7 剂。

煎服法：水煎服，日 1 剂，分 2 次服。

二诊（2014 年 3 月 17 日）：感到有点力气了，但胃不适，足仍热，舌淡苔白，舌前半部大，有齿痕。

处方：黄柏 15 克，苍术 10 克，牛膝 15 克，党参 25 克，茯苓 5 克，泽泻 30 克，葛根 20 克，蒺藜 20 克，生牡蛎 30 克，石韦 15 克，白茅根 30 克，益母草 15 克，白芍 15 克，山药 25 克，白术 15 克，熟地黄 30 克，女贞子 15 克，墨旱莲 15 克。6 剂。令嘱中午加服逍遥丸 1 丸。

煎服法：水煎服，日 1 剂，分 2 次服。

三诊（2014 年 3 月 24 日）：因感冒，鼻流清涕、鼻塞、咽痛、咽痒咳嗽，舌淡红，少苔，边有齿痕，舌有紫气。按风热感冒拟方。

处方：桔梗 15 克，甘草 10 克，防风 15 克，荆芥 15 克，金银花 15 克，连翘 15 克，桑白皮 15 克，杏仁 10 克，射干 15 克，僵蚕 10 克，玄参 15 克，天花粉 15 克，赤芍 15 克，黄芩 10 克，薄荷 10 克，牛蒡子 10 克，浙贝母 10 克。4 剂。

煎服法：水煎服，日 1 剂，分 2 次服。

四诊（2014 年 3 月 28 日）：感冒愈，睡觉时流口水，便稀，舌前部大，边有齿痕，脉右关大，寸尺弦，左关较寸弦，尺弦。拟以补心脾肾为法。

处方：鸡内金 15 克，山药 30 克，红参 15 克，茯苓 15 克，白术 15 克，白扁豆 15 克，陈皮 15 克，甘草 15 克，莲子 15 克，砂仁 10 克，薏苡仁 25 克，桔梗 15 克，黄芪 40 克，远志 10 克，当归 15 克，龙眼肉 15 克，木香 10 克，生姜 15 克，大枣 7 枚，炒酸枣仁 15 克。6 剂。

煎服法：水煎服，日 1 剂，分 2 次服。

五诊（2014 年 4 月 9 日）：流口水愈，大便不成形，尿黄浑浊，舌尖略红，边有齿痕，脉左寸略虚沉细，左尺弱于关强于寸，右尺弱于关强于寸。拟以健脾、清湿热、补气血为法。

处方：党参 20 克，黄芪 40 克，当归 10 克，丹参 25 克，败酱草 20 克，白茅根 30 克，石韦 30 克，藕节 30 克，生牡蛎 50 克，苦参 15 克，薏苡仁 25 克，土茯苓 30 克，莲子 15 克，山药 30 克，甘草 10 克，地龙 15 克，茯苓 15 克，泽泻 15 克。6 剂。

煎服法：水煎服，日 1 剂，分 2 次服。

六诊（2014 年 5 月 3 日）：患者服药后，显效，已半月未服中药，近日血压偏高（150/100mmHg），头痛，舌前 2/3 部分肿大，淡红，边有齿痕，脉弦。辨证为脾肾两虚，肝亢。

处方：杜仲 25 克，桑寄生 30 克，山茱萸 15 克，牡丹皮 15 克，山药 30 克，茯苓 15 克，钩藤 20 克，葛根 15 克，石韦 30 克，白茅根 30 克，车前子 15 克，旋覆花 7.5 克，甘草 10 克。6 剂。

煎服法：水煎服，日 1 剂，分 2 次服。

患者服药后，血压下降（140/90mmHg），继进上方 6 剂，血压恢复正常。拟以补肾健脾为法。

处方：熟地黄 30 克，泽泻 20 克，山茱萸 15 克，牡丹皮 15 克，山药 30 克，茯苓 15 克，桑寄生 30 克，石韦 30 克，白茅根 30 克，续断 15 克，黄芪 50 克，当归 15 克，枸杞子 15 克，白术 15 克，党参 30 克，甘草 10 克，生姜 15 克，大枣 6 枚。

患者按上方加减，共服 30 剂，药后尿常规结果正常，血压正常。嘱其服用六味地黄丸、人参归脾丸以巩固疗效。

按语：急性肾小球肾炎多伴风热感冒、化脓性扁桃体炎、肠痈等化脓性疾病。在急性期，一般一个月可治愈。治疗多按温病学卫气营血辨证立法。若急性肾炎迁延日久则转为慢性肾小球肾炎，治愈时间较长，大约需要半年至一年。本人在临床中总结基本方如下：石韦 30 克，白茅根 30 克，藕节 30 克，桑寄生 30 克，续断 15 克，熟地黄 30 克，泽泻 15 克，茯苓 15 克，山药 30 克，山茱萸 15 克，牡丹皮 15 克。根据实际情况加减应用，效果显著，已治愈多例。

（六）肾病综合征

初某，男，70岁，2017年5月31日初诊。

病史：患者9个月前乏力、水肿、肢疼痛，外院诊为肾病综合征，曾住院。一直用激素治疗，病情不见好转，仍化验尿蛋白高，蛋白总量3.94克，血蛋白低，全身浮肿，腿部较甚，特前来找中医治疗。

主证：面红虚浮，倦怠乏力，小腿部浮肿尤甚，按之凹陷，手掌发红，素日血压高，腰、膝及上下肢关节痛，少寐，大便时干时稀，尿黄，目前已停服激素，舌边淡暗，尖色深紫，苔腻稍黄，脉右寸关尺弦，左关尺弦、寸细。

中医诊断：水肿。

辨证：肾阴虚，肝郁阳亢，脾虚湿盛。

治法：滋肾阴，调肝安神，健脾祛湿。

处方：熟地黄30克，泽泻20克，山茱萸15克，牡丹皮15克，山药40克，栀子6克，桑寄生30克，石韦30克，败酱草20克，丹参25克，白茅根30克，炒酸枣仁20克（打），茯苓15克，知母15克，甘草10克，黄菊花15克，蒲公英25克。6剂。

煎服法：水煎服，日1剂。

二诊（2017年6月7日）：服后诸症稍微见好，但不明显，膝痛甚，舌淡暗，边无苔，尖暗红，脉弦，两关尤弦大。治以祛风胜湿，活血养血化瘀，和解少阳，利水消肿。

处方：穿山龙50克，青风藤25克，柴胡10克，黄芩10克，土茯苓50克，三棱10克，莪术10克，土鳖虫10克，水蛭3克，川芎15克，当归15克，炒酸枣仁30克（捣），猪苓

25 克，郁金 15 克，茯苓 20 克，炒薏苡仁 30 克。12 剂。

煎服法：水煎服，日 1 剂。

三诊（2017 年 6 月 20 日）：服后感到诸症见好转，舌中间黑灰相兼，舌形略大厚满口，舌质暗。效不更方，仍用上方18 剂。

四诊（2017 年 7 月 10 日）：走路感到小腿胀，腿部水肿减轻，入睡难，舌大边暗红，脉两关弦、两尺虚。继用前方18 剂。

五诊（2017 年 8 月 18 日）：病情好转，但腿仍痛，舌淡暗苔黄灰腻。

处方：上方土鳖虫增至 15 克，加黄芪 50 克，大黄 15 克，牛膝 15 克。18 剂，水煎服，日 1 剂。

六诊（2017 年 9 月 10 日）：外院检验单报告示 24 小时尿蛋白定量（散射比浊法）2.43g/24h，参考值 0.05 ～ 0.1g/24h，总尿量 800mL，计算后蛋白总量 1.944 克，原先为 3.94 克。昨天外院检验报告单示 24 小时蛋白定量 1.12 克，参考值0.05 ～ 0.1g/24h；总蛋白 62g/L，参考值 65 ～ 85g/L；白蛋白40g/L，参考值 40 ～ 56g/L；球蛋白 22g/L，参考值 20 ～ 40g/L；白球比 1.82g/L，参考值 1.2 ～ 2.4g/L。现感到晨起腰痛，手掌红，舌苔略黄燥质略转红，脉右寸、关、尺均弦，尺略差，左脉弦，左尺脉强于右尺脉。

处方：上方加杜仲 20 克。18 剂。

煎服法：水煎服，日 1 剂。

七诊（2017 年 10 月 23 日）：入睡难，大便干，舌边红，舌苔厚，右脉弦、关甚，左脉弦。

处方：上方去猪苓加生地黄 30 克，知母 15 克，草决明 15 克。18 剂。

煎服法：水煎服，日 1 剂。

八诊（2017 年 11 月 27 日）：尿频且尿不尽，尿黄，舌质暗，脉右尺弦大。

处方：前方加败酱草 25 克，蒲公英 25 克，王不留行 20 克，乌药 15 克。18 剂。

煎服法：水煎服，日 1 剂。

九诊（2017 年 12 月 31 日）：入睡难，舌边略红，苔微黄腻，脉两关弦，右关强于左关。12 月 30 日检验报告示 24 小时尿量 1.8L；24 小时尿蛋白总量 0.47 克。

处方：穿山龙 50 克，青风藤 25 克，柴胡 10 克，黄芩 15 克，土茯苓 50 克，三棱 10 克，莪术 10 克，土鳖虫 15 克，水蛭 3 克，丹参 25 克，当归 15 克，炒酸枣仁 30 克，炒薏苡仁 30 克，郁金 15 克，败酱草 20 克，茯苓 20 克，生地黄 30 克，黄芪 50 克，蒲公英 25 克。18 剂。

煎服法：水煎服，日 1 剂。

十诊（2018 年 2 月 27 日）：病情稳定，诸症好转，但便秘，舌形稍大，舌边红，脉右寸强于关、关强于尺、寸关尺均弦，左寸强于关，左尺强于右尺。2018 年 2 月 2 日外院 24 小时蛋白定量（散射比浊法）化验报告单示 24 小时蛋白浓度 0.07g/L，参考值 0 ～ 0.14g/L；24 小时尿量 3.5L，参考值 1 ～ 2L；24 小时蛋白总量 0.25 克，参考值 0 ～ 0.15 克。

处方：前方加玄参 15 克，牡丹皮 15 克，草决明 25 克。18 剂。

煎服法：水煎服，日1剂。

十一诊（2018年5月23日）：2018年5月19日外院检验报告单示24小时蛋白浓度0.08g/L，参考值0～0.14g/L；24小时尿量2.2L，参考值1～2L；24小时蛋白总量0.18g/L，参考值0～0.15g/L。现症状感觉良好，但足热、便秘，舌形大边红苔黄腻，脉右关大、右尺虚、右寸弱于关，左关弦强于尺，左寸、关弦，关强于寸。

处方：黄柏20克，熟地黄30克，女贞子30克，草决明30克，牡丹皮15克，玄参15克，炒酸枣仁30克，穿山龙50克，土茯苓50克，青风藤25克，三棱10克，莪术10克，黄芩15克，柴胡10克，土鳖虫15克，水蛭3克，川芎15克，当归15克，薏苡仁30克，郁金15克，黄芪50克。18剂。

煎服法：水煎服，日1剂。

十二诊（2018年6月28日）：感觉良好，一切正常。外院查24小时蛋白定量（散射比浊法）示24小时蛋白浓度0.06g/L，参考值0～0.14g/L；24小时尿量1.3L，参考值1～2L；24小时蛋白总量0.08g/L，参考值0～0.15g/L。嘱患者停服中草药，告愈。

说明：从该患就诊开始即嘱其吃鲫鱼。开始吃法：鲫鱼一条（500克左右），加生姜50克，葱100克，米醋50克，共炖不放盐，喝汤吃鱼。从三诊开始，鲫鱼吃法：只用黄芪、姜葱，别的都不放，调味可放少许白胡椒，每周吃两次。配合服药疗效满意。

六、气血津液病证

（一）血证

1. 齿衄

赵某，男，77岁，2015年5月6日初诊。

病史：既往有胃炎，目前打激素维持。

主证：齿衄，指甲不华，口臭，尿黄，血压155/（66～77mm）Hg，舌边有齿痕，舌质略紫红，黄腻，脉两关弦大。

西医诊断：血小板减少，淋巴球高。

中医诊断：齿衄。

辨证：气阴两虚，肝经湿热。

治法：补气阴，清肝经湿热，止血。

处方：黄芪50克，生山药50克，黄芩15克，半夏15克，枇杷叶15克，藿香15克，白术15克，党参25克，茯苓15克，藕节50克，白茅根30克，生地黄30克，蒲公英25克，地榆15克，仙鹤草30克。6剂。

煎服法：水煎服，每日1剂，分2次服。

二诊（2015年6月8日）：血小板计数继续下降，血压135/74mmHg，不欲饮，手心发热，舌质暗边齿痕，左寸弦大，关差，尺虚，按滋阴清肝、凉血止血拟方。

处方：水牛角30克，生地黄30克，牡丹皮15克，连翘10克，甘草15克，茯苓15克，生山药30克，当归15克，白芍15克，柴胡5克，栀子6克。

三诊（2015年6月14日）：患者服药后感觉良好，血小板回升，效不更方，继用 6 剂，水煎服，日 1 剂。

之后患者因其他疾病行手术，未再来诊。

按语： 初诊第一方，看到舌边齿痕是阳虚，又因打激素维持病情，所以重用了黄芪 50 克来补气，且此药有激素样作用，又用四君子汤健脾胜湿以止血，但是没有取得效果反而继续下降。这告诫我们对气阴两虚者，应重用补肾药，少用或不用补阳药。所以第二诊时根据《脾胃论》用加味清胃散与滋水清肝饮加减而获效。

2. 肌衄

孙某，女，70 岁，2016 年 12 月 2 日初诊。

主证：全身紫癜，头晕口干，时恶心，口臭，近日大便稀，饮水可以。化验血小板计数 7×10^9/L，正常值 $125 \sim 350 \times 10^9$/L，舌质暗，中少苔，脉左关弦，左寸虚，右寸弦。

西医诊断：血小板减少性紫癜。

中医诊断：肌衄。

辨证：肝经湿热，血热妄行，脾阴虚。

治法：凉血清肝，滋脾阴，补心气，止血化瘀。

处方：白芍 50 克，黄芩 15 克，生地黄 30 克，青蒿 10 克（后下），水牛角 30 克，生牡蛎 50 克（先煎），海螵蛸 20 克，藕节 50 克，白茅根 30 克，生山药 50 克，白术 15 克，白扁豆 15 克，甘草 15 克，枇杷叶 15 克，瓜蒌皮 15 克，薤白 10 克，牡丹皮 15 克，太子参 15 克。6 剂。

煎服法：水煎服，日 1 剂，分 2 次服。

二诊（2016 年 12 月 8 日）：服药后，全身紫斑明显见少，效不更方，继用 6 剂，水煎服。

患者服后告愈。

按语： 血小板减少多伴有衄血或紫斑，此病中医分为阴虚血热与气不摄血两大类型。上例属于前者，有口臭、尿黄等肝经火旺的症状，药中都用了生地黄、白芍、水牛角、牡丹皮、甘草等滋阴清热凉之药，同时也重用了生山药。生山药对于血小板减少引起的衄血有着重要作用，这是前辈之传教。

3. 尿血

尚某，男，68 岁，2013 年 4 月 1 日初诊。

病史：尿血 1 年余。经西医检查，无器质性病变，血糖高。现耳鸣、多梦、腰酸、尿不尽、足热，舌质有裂纹，苔黄腻，脉左关弦甚，右关尺大、寸弦细。

中医诊断：尿血。

辨证：阴虚火旺。

治法：滋阴清热止血。

处方：熟地黄 30 克，女贞子 15 克，墨旱莲 15 克，木香 15 克，败酱草 25 克，蒲公英 25 克，黄柏 15 克，赤芍 15 克，牡丹皮 15 克，白茅根 50 克，藕节 50 克，王不留行 15 克，漏芦 15 克，甘草 10 克，白头翁 15 克，大蓟 15 克，小蓟 15 克。6 剂，水煎服，日 1 剂。

二诊（2013 年 4 月 7 日）：血止已 3 天，仍尿不尽，继进上方，加乌药 15 克，大腹皮 15 克，行气利尿，改善膀胱气化功能。6 剂，水煎服，日 1 剂。

三诊（2013 年 4 月 13 日）：又见尿血，大便黏，舌质红，脉弦大。于上方加地榆 15 克。6 剂，水煎服，日 1 剂。

四诊（2013 年 4 月 19 日）：尿血无，其他诸症均明显好转，舌脉趋于正常，继服上方 6 剂痊愈。嘱其服用六味地黄丸调理巩固。

（二）消渴病

例一 张某，女，53 岁，1989 年 11 月 29 日初诊。

主证：乏力，便稀，口不渴，舌淡苔白，脉左关弦，右关虚。1989 年 11 月 7 日和 11 月 29 日两次尿糖化验结果（++++）。

西医诊断：糖尿病。

中医诊断：消渴病。

辨证：肝郁脾虚。

治法：健脾调肝。

处方：①逍遥丸（10 丸 × 5 盒），每服 1 丸，每日 2 次；②参苓白术散（10 袋 × 5 盒），每服 1 袋，每日 2 次。

患者服药后，12 月 19 日化验尿糖正常。

嘱其常服上药，控制饮食，加强运动。若感到腰膝酸软，配合服用六味地黄丸。

例二 田某，女，60 岁，1990 年 4 月 10 日初诊。

主证：大渴引饮，多汗，自觉发热，多尿，尿糖（++++），体胖，舌红、燥、少苔，脉数，两尺虚。

中医诊断：消渴。

辨证：肺胃阴伤，燥火内炽。

治法：清热泻火，生津止渴。

处方：生石膏 50 克，知母 30 克，天花粉 30 克，红参 15 克，沙参 30 克，生地黄 30 克，麦冬 20 克，生牡蛎 40 克，黄连 10 克，石斛 20 克，葛根 20 克，覆盆子 20 克，金樱子 20 克，芡实 15 克，丹参 20 克，玄参 25 克。6 剂。

煎服法：水煎服，日 1 剂，分 2 次服。

二诊（1990 年 4 月 20 日）：诸症悉减，效不更方，继进上方 6 剂，水煎服，日 1 剂。

三诊（1990 年 5 月 3 日）：尿糖化验（－），渴减，轻度腹泻，脉略数。继进上方加苍术 10 克，山药 20 克，6 剂，水煎服。

四诊（1990 年 5 月 9 日）：诸症悉减，但感乏力，继进上方减生石膏，6 剂，水煎服。

五诊（1990 年 5 月 18 日）：处方期间化验尿糖 3 次均（－），继进上方 6 剂，水煎服。

患者药后症状基本消除，嘱其常服六味地黄丸，并控制饮食，加强运动。

例三 贾某，男，50 岁，1998 年 2 月 27 日初诊。

主证：患糖尿病多年，高血压，阳痿，尿蛋白（＋），细胞管型 0 ～ 1，形体肥胖，舌淡苔白，脉两尺虚。

中医诊断：消渴；阳痿。

辨证：脾肾两虚，肝旺。

治法：补脾胃，清肝。

处方：茯苓 20 克，白术 15 克，蝉蜕 6 克，益母草 20 克，怀牛膝 30 克，杜仲 30 克，桑螵蛸 15 克，金樱子 15 克，菟丝子 15 克，枸杞子 20 克，石韦 20 克，泽泻 30 克，地骨皮 15 克，桑叶 30 克，熟地黄 40 克。6 剂。

煎服法：水煎服，日 1 剂，分 2 次服。

患者服药后，消渴减，阳痿愈。

按语：本病多以口渴引饮、多食或消瘦、小便频数量多或浑浊或有甜味为特征，属中医学"消渴"范畴。但在临床中，许多患者的典型症状并不明显。如例一以脾虚为主要症状；例三以肾虚为主要症状。《灵枢·五变》提出："五脏皆柔弱者，善病消瘅。"所以治疗应以补为主，以调为辅。此三例均体现了这一治法。

（三）汗证

1. 手足心汗

沙某，男，39岁，2015年6月14日初诊。

主证：手足心出汗，越冷越出汗，汗滴如流水，痰多，小便略黄，大便不成形，畏寒，舌形大，边有齿痕，苔薄白，脉两尺较大，寸关略虚。

中医诊断：手足心汗。

辨证：阳虚不固，脾虚不摄。

治法：温阳健脾，收涩止汗。

处方：干姜10克，乌梅10克，附子10克，山药30克，茯苓15克，泽泻15克，白术15克，薏苡仁25克，陈皮15克，半夏15克，山茱萸15克，甘草15克，黄连5克，白芍20克，党参30克。12剂。

煎服法：水煎服，日1剂。

服药后，手足心汗减，畏寒差，继进上方40余剂痊愈。嘱其常服十全大补丸以巩固。

按语：《张氏医通》说：脾虚湿蒸，傍达于四肢，则手足多汗。该患者越冷汗越出是阳虚，且"寒极反汗出"，物极必反。大便不成形、痰多为脾虚湿盛使然。故方以附子理中丸合二陈汤温阳利湿，止泻化痰，佐乌梅、白芍、山茱萸以收涩，加泽泻利尿，使汗从小便出，因尿略黄又为湿蒸，所以加白芍和少量黄连，且少量黄连亦能健脾，处方对症故效。

2. 盗汗

魏某，男，33岁，2015年2月28日初诊。

主证：盗汗，每入睡时出汗，醒后全身汗如水洗，持续2年余。自服六味地黄丸、知柏地黄丸，并经多方治疗疗效不显。现腰酸，多梦，少寐，小便黄，大便不成形，舌淡红，脉右尺大，关虚，左关弦。

中医诊断：盗汗；不寐；脾虚。

治法：滋补肾阴，柔肝健脾，养心安神。

处方：黄柏15克，知母15克，熟地黄50克，女贞子15克，墨旱莲15克，山茱萸15克，山药25克，牡丹皮15克，泽泻15克，茯苓15克，白术25克，白芍25克，地骨皮15克，煅牡蛎50克，莲子15克，炒酸枣仁20克（捣）。6剂。

煎服法：水煎服，日1剂。

服药后，盗汗止，寐可，继进上方6剂，以巩固疗效。

按语：该患者不仅肾阴虚火旺，而且脾虚肝郁，木克土，脉右尺弦大，为肾虚火旺，左关弦为肝郁，右关虚为脾虚。所以该患之前的治疗只注意到滋肾阴，降肾火，未考虑柔肝健脾，故效果不显。

本方用知柏地黄丸治疗阴虚火旺，加二至丸增强滋阴作用，用白芍、地骨皮、煅牡蛎柔肝清肝，收敛固涩，用大量白术、莲子健脾止汗，用炒酸枣仁养心安神而敛汗。本方从肾、肝、脾、心多方面调整，药证相符，故见效迅速。

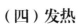

（四）发热

1.发热不退

例一　任某，女，26岁，工人，1980年7月1日初诊。

病史：该患者因发热在某院住院治疗，经西医检查诊断为多发性淋巴结肿大。经静脉点滴、肌内注射及口服多种药物治疗，效果不佳。高热持续9天不退，预转院治疗。1980年7月1日出院，在联系外院期间来中医科门诊求余诊治。

主证：壮热，体温39.5℃，口苦，少寐，烦躁易怒，小便短赤，在颈腋下及锁骨上方触及瘰疬，舌质红，苔黄腻，脉弦数。

中医诊断：瘰疬痰核。

辨证：肝经湿热，气血两燔。

处方：龙胆泻肝汤加味。龙胆草15克，黄芩15克，栀子10克（捣），泽泻15克，车前子15克（包煎），川木通10克，当归15克，生地黄30克，柴胡7.5克，金银花15克，连翘15克，牡丹皮15克，地骨皮15克，玄参15克，牛蒡子15克（捣），薄荷15克，昆布15克，海藻15克，青黛15克（包煎）。3剂。

煎服法：水煎服，每日1剂，分2次服。

二诊（1980年7月4日）：言1剂服后热退，3剂后瘰疬见消。效不更方。

患者继服3剂，告愈。此后，其关节肿痛，连服桂枝加白虎汤十余剂而愈，上班工作，至今未复发。

例二　刘某，女，53岁，1998年11月28日初诊。

病史：该患者曾在某院外科住院两周，高热不退，体温

39～40℃，言使用多种抗生素静脉点滴无效。曾被安排上台手术，言明情况后未做。故要求出院，医院不同意，而办理了转外院手续而出院，现前来我处诊治。

主证：项下淋巴肿大，坚硬，8厘米×10厘米，发热，体温39.5℃，手足心热甚，大便稀、不爽，腹胀，口苦，舌红少苔，脉数。

中医诊断：瘰疬；湿温。

辨证：肝经郁热，热入血分，气血两燔，夹湿痰。

方剂：犀角地黄汤合蒿芩清胆汤加减。

处方：水牛角30克（先煎），牡丹皮15克，赤芍15克，杏仁10克，海藻15克，昆布15克，白薇15克，黄连10克，连翘15克，玄参15克，茯苓20克，麦冬20克，夏枯草15克，淡竹叶15克，薏苡仁50克，通草15克，枳壳15克，青蒿15克（后下），金银花30克，芦根30克，厚朴10克，地骨皮15克，木香5克。2剂。

煎服法：水煎服，每日1剂，分2次服。

患者服后热退，瘰疬见消。继服前方6剂，痊愈。

例三　王某，男，5岁，1987年7月13日入院治疗。

病史：患儿髂部脓肿，行开刀引流术后，每日更换敷料，用抗生素后，脓肿逐渐缩小平复。入院前突然出现少量血尿，并持续高热，呈弛张型，淋巴细胞计数升高，血沉加快，X线示双肺未见异常改变。怀疑有结核病变，未查到病灶。于7月29日转中医科治疗。

主证：发热，午后及夜间热甚，高达39.4℃，发热时恶寒、不欲饮，大便正常，小便少，舌淡红，苔白腻略黄厚燥，脉数时促。

中医诊断：湿温。

辨证：湿热蕴毒，邪阻少阳，由气分渐入血分，高热耗阴。

处方：青蒿15克（后下），青黛15克（包煎），牡丹皮15克，生地黄25克，知母15克，黄芩10克，地骨皮15克，薄荷15克（后下），金银花15克，连翘15克，淡竹叶15克，白茅根20克，玄参20克。1剂。

煎服法：水煎服，日1剂，分3次服，每服40mL。

患儿服后，病情好转，继服3剂，痊愈。

按语：病例一、二的共同特点是高热、淋巴结核、口苦，其治疗都是以肝为中心。例一舌苔黄腻是肝经湿热伤阴并不明显，所以用龙胆泻肝汤为基本方。例二舌红少苔，说明热甚伤阴明显，所以用犀角地黄汤为基本方，但其证也夹湿，是矛盾的另一方面，如便稀、腹胀，所以说舌红少苔并不能说明此证就没有湿邪。所以方药中配合了湿温中的常用药黄连、通草、厚朴、淡竹叶、芦根、连翘等。此方有蒿芩清胆汤的影子，体现以肝为主。

例三之处方也用了治肝的药，如生地黄、牡丹皮、青蒿、青黛、地骨皮等，因肝属木，木能生火，所以治肝对退热起到重要作用。例三患者的发热特点是午后及夜间较甚且舌燥，说明热盛伤阴，故方中重用生地黄、玄参、地骨皮、知母滋阴清热；该患者有尿血之象且尿量少，故方中加白茅根，以止血利尿且不伤阴，并有补中益气之效；又加淡竹叶利尿、清热、滋阴；该患者发热伴恶寒，有一份恶寒便有一份表证，故用薄荷辛凉解表；该患者虽然舌淡红，却因化脓性疾病入院，加金银花、连翘（兼解表）、青黛清热解毒，十分必要。同时临床经验证明，在高热病中，特别是高热不退，加青黛多会起到画龙点睛的作用。

例四　王某，男，73 岁，1985 年 12 月 13 日入院。

病史：该患者因肺气肿、肺感染入院治疗，经西医治疗除长期发热未能解决，其他诸症均见好转。因未解决发热一症，遂来中医科就诊。该患者午后或前半夜自觉发热、心烦，热从后背开始，发热时用湿冷毛巾敷其后背，见有蒸气从毛巾徐徐上升，大便秘，足热，舌淡苔白且燥，脉数。曾按下焦湿热、阳明热治疗，药用黄柏、生石膏、知母、天花粉、甘草、大黄等，服后便稀、热减，但仍发热。又按滋阴之法治疗，药用生地黄、玄参、牡丹皮、酸枣仁等，仍未取显效。其仍心烦较甚，自觉发热（不定时），舌淡而燥，脉数。继用栀子豉汤 2剂，症仍同前。

余仔细思考分析：其素患肺之疾病，多次因肺感染住院治疗，热病伤阴；又其皮肤干燥，而肺主皮毛，且背胸为心肺之府，故其心烦等症是心肺阴虚生内热而致。

中医诊断：百合病。

辨证：心肺阴虚。

处方①：百合地黄汤合知母汤。百合 30 克，生地黄 30克，知母 15 克。3 剂。

煎服法：水煎服，每日 1 剂，分 2 次服。

处方②：二母宁嗽丸。二母宁嗽丸 10 丸。

服法：每服 1 丸，每日 2 次。

患者服后，心烦、发热大为好转。继上方连用 10 日，痊愈。

按语： 本案以药测证及深入分析，本病当为《金匮要略》中的百合病。此病多发于热病之后，为心肺阴液被耗损，或余热未净所致。百合病是一种心肺阴虚内热的疾病，由于心主血脉，肺主治节而朝百脉。心肺正常，气血调和，则百脉皆得其养。如心肺阴虚成疾，则百脉俱受其累，症状百出。开始的治法都不恰当，提示我们在今后的临床中，遇到肺热病后期患者，应注意考虑百合病。

例五 徐某，女，54 岁，2006 年 8 月 23 日初诊。

主诉：发热不退 10 天。

病史：2 个月前因咽部自觉阻塞，经用舒肝丸、半夏厚朴汤等而缓解。之后再犯此疾，用前法无效。继用旋覆代赭汤亦无效。发热，寒热往来，发热时体温高达 39℃，扬手撒足，恶热，甚至循衣摸床，发热持续 40 分钟至 1 小时许，体温开始下降，并恶寒，甚至寒战，而后（约 2 小时）再发热。

主证：寒热往来，恶寒重而明显，眩晕，口苦，纳差，大便秘结，3～5 天便一次，咽部感到阻塞，舌红赤，苔黄。

辨证：少阳阳明证。

方剂：大柴胡汤加味。

处方：柴胡 15 克，黄芩 15 克，半夏 15 克，人参 15 克，甘草 10 克，生姜 15 克（切片），大枣 7 枚（擘），白芍 25 克，枳壳 15 克，大黄 15 克（后下）。6 剂。

煎服法：水煎服，每日 1 剂，分 2 次服（每服 150mL）。

药尽病除，随访未再复发。

按语：本案患者主诉咽部自觉阻塞，医生必然会想到梅核气，治疗代表方剂为半夏厚朴汤。该患者同时有口苦、眩晕、寒热往来等少阳证的主要症状，又见大便干燥。此是少阳、阳明合病的大柴胡汤证。梅核气是咽部阻塞感，而少阳病是咽干、恶心、呕吐，都是痰浊上逆，病机有相似之处，而又有明显不同。实践证明，用大柴胡汤解决了该患者的咽部阻塞这一问题，说明在治疗梅核气时，应根据实际情况考虑应用大柴胡汤。

例六　孙某，女，73 岁，2011 年 2 月 27 日初诊。

主证：昼日发热，夜而安静，发热时身痛，喝生姜红糖水热可退，仍感周身疼痛，舌尖红，苔黄腻，左关弦细，右寸弦细。

治法：按热痹拟方。

处方：黄柏15克，赤芍15克，地龙30克，土茯苓25克，蒲公英50克，王不留行20克，胆星10克，苍术15克，防己20克，威灵仙20克，苦参30克，乌蛇15克，忍冬藤30克，连翘15克。6剂。

煎服法：水煎服，每日1剂，分2次服（每服150mL）。

二诊（2011年3月5日）：服药后效不明显，舌质红，苔黄，舌尖部有瘀点。

处方：青蒿10克（后下），黄芩15克，草果10克（捣），槟榔片15克，半夏10克，生石膏30克，知母15克，生地黄15克，玄参15克，柴胡15克，丹参25克，青黛15克（包煎），滑石20克，甘草10克。2剂。

煎服法：水煎服，每日1剂，分2次服。

三诊（2011年3月12日）：仍发热，但发热的时间缩短，间断发热，苔腻减轻，舌质红赤，大便正常，发热时感到尿道灼痛，足踝及头痛，右关脉弦细，左关脉弦大。

处方：青蒿15克（后下），柴胡15克，黄芩15克，半夏15克，红参15克，甘草15克，厚朴15克，槟榔片15克，草果6克（捣），青黛15克（包煎），滑石15克，金银花15克，连翘15克，生姜15克（切），大枣7枚（擘）。2剂。

煎服法：水煎服，每日1剂，分2次服。

四诊（2011年3月15日）：服药后大为好转，发热明显减轻，其他症状均缓解。继用上方6剂，服后痊愈。

按语：本案患者，寒热往来，病在少阳；关节痛、头痛、苔腻，为兼有湿邪；尿道灼痛为少阳有火所致；舌质红为血分有热之象，而阴未伤，故夜安；三诊脉右关细弦为湿阻，左关弦大为肝火。该患年龄73岁，又发热时间较长，兼有湿病伤阳，故方中应用了红参以补正气，昼日发热本身就是阳虚，所以加生姜、大枣、甘草是正确的。方取蒿芩清胆汤、小柴胡汤加减，清肝胆经湿热。本病之所以难治就是湿邪作怪，湿病缠绵难愈，所以用了吴又可治疗湿病湿阻膜原的厚朴、槟榔片、草果来化湿行气，又加了清热解毒的金银花、连翘。这些药较平和，对风湿热也有很好的疗效。此案发热不退也是从肝入手。

例七 王某，男，15岁，2009年8月9日初诊。

主证：高热39.4℃不退，口服西药退热药，出点汗能退热2小时，后又继续发热，并咳嗽，呕吐，泄泻，大便不成形，日3～4次，尿黄，舌红，苔白腻，脉浮数。

中医诊断：感冒。

辨证：湿热阻遏肺卫。

处方：滑石20克，甘草6克，黄芩15克，杏仁10克，通草5克，白蔻仁5克（后下），淡竹叶10克，厚朴10克，姜半夏10克，白僵蚕10克，片姜黄9克，蝉蜕6克，苍术10克，青蒿15克（后下），金银花30克，连翘15克，板蓝根15克。3剂。

煎服法：水煎服，每日1剂，分2次服。

二诊（2009年8月12日）：患儿奶奶代述，服药1剂热退，呕、泻及咳嗽均好多了。效不更方。

患儿继服上方3剂，药后痊愈。

本人用此方治疗高热不退、咳嗽、尿黄赤、恶心或呕吐、泄泻20余例，效果立竿见影。

例八 张某，男，30岁，2017年6月6日初诊。

主证：每月发热1次，大约都在月末，发热时口苦，咽干，纳差，恶心，大便干燥，并伴腰酸痛，发热数天后可自行消退。因此病不愈，不能上班。诊见：舌形大，边有齿痕，质淡红，尿黄，不欲饮水，热退后，大便不成形，脉左寸弦大、大于关、大于尺虚，右脉寸弦细、关尺虚，左关略虚但大于右关。

中医诊断：内伤发热。

辨证：肝胆有火，脾胃虚，肾虚。

治法：甘温除热，和解少阳。

处方：黄芪30克，当归15克，党参25克，升麻10克，柴胡15克，陈皮15克，甘草10克，白术15克，黄芩15克，半夏 15 克，生姜 15 克，大枣 6 枚。7 剂。

煎服法：水煎服，每日 1 剂，分 2 次服。

二诊（2017 年 6 月 16 日）：感到疗效见强，身上力气见增，饮食好点，但舌边仍有齿痕，舌质暗淡，右脉虚。效不更方，将上方中党参易为红参 15 克，黄芪用量增至 50 克，升麻量增至 15 克。6 剂，水煎服。

三诊（2017 年 6 月 30 日）：热退，但记忆力差，腰酸痛，舌淡紫，边有齿痕，脉左关大于右关，两尺虚。于上方，加枸杞子 15 克，熟地黄 30 克，山茱萸 15 克，牡丹皮 15 克。6 剂，水煎服。

四诊：药后诸症均见好转，但舌脉仍显虚象，嘱其继续调治，以期痊愈。

2. 身体局部发热

菜某，男，63 岁，2014 年 3 月 24 日初诊。

主证：自觉腋下、大腿外侧针刺样灼热感，且麻木，心烦少寐，尿黄而频，舌淡苔白，边有齿痕，脉右关弦、寸尺虚，左寸弦大、关尺虚。

中医诊断：局部发热。

辨证：肝郁气滞，气滞血瘀，气郁化火，虚实相兼。

治法：疏肝化瘀，清心安神。

处方：珍珠母 50 克，首乌藤 30 克，败酱草 20 克，淡竹叶 15 克，通草 5 克，生地黄 25 克，甘草 10 克，丹参 25 克，桃仁 10 克，红花 9 克，赤芍 15 克，川芎 12 克，地龙 15 克，怀牛膝 15 克，川牛膝 15 克，当归 15 克，黄芪 30 克，川楝子 15 克，生姜 15 克，大枣 6 枚。6 剂。

煎服法：水煎服，日 1 剂。

二诊（2014 年 4 月 11 日）：服药后，诸症悉减，尚见白睛充血，舌边齿痕，脉弦。拟清肺平肝，化瘀止血。

处方：白茅根 50 克，蒲公英 25 克，败酱草 20 克，白芍 25 克，忍冬藤 30 克，丹参 30 克，牡蛎 30 克，玄参 15 克，生地黄 15 克，车前子 15 克（包煎），旋覆花 10 克，生姜 15 克，大枣 6 枚。6 剂。

煎服法：水煎服，日 1 剂。服后愈。

按语： 中医学认为身体局部发热多与瘀血有关，该患者热处为腋下及大腿外侧，此为足厥阴肝经的循行之处，针刺样灼热感为血瘀证，麻木乃血瘀夹虚。气郁化火，血瘀化火，均可导致心烦少寐，方中用珍珠母、首乌藤、败酱草，配丹参和导赤散清心安神，用川楝子、丹参、桃仁、红花、赤芍、川芎、牛膝、当归理气活血化瘀，加黄芪、生姜、大枣以补气。二诊白睛充血，脉弦，此为肺热、肝亢之证。故拟清肺平肝，化瘀止血，用蒲公英、败酱草、忍冬藤清热，用丹参配败酱草泻肺行水，加生地黄、玄参、白芍滋水涵木而平肝。

3. 低热不退

莫某，女，60 岁，2014 年 10 月 20 日初诊。

主证：恶寒低热，体温 37.3℃，持续 2 年余。患者久治不愈，手足凉，活动后改善，恶寒时无汗，腿上伏兔穴处时痛，大便稀，日行 2～3 次，尿频，夜尿多，舌淡质紫暗，脉右尺虚浮、小于关、大于寸缓，左关弦细、寸弦细、尺虚。

中医诊断：低热。

辨证：脾肾阳虚，虚阳上越。

治法：温补脾肾，引火归原。

处方：附子 10 克，干姜 15 克，桂枝 15 克，甘草 10 克，熟地黄 25 克，山药 15 克，柴胡 7.5 克，白芍 15 克，薏苡仁 25 克，补骨脂 15 克，泽泻 15 克，肉桂 10 克，白术 15 克，葛根 15 克，芡实 15 克，山茱萸 15 克，茯苓 15 克，党参 30 克，龙骨 30 克（先煎），牡蛎 30 克（先煎），牡丹皮 15 克。6 剂。

煎服法：水煎服。

患者药后痊愈。

（五）胃癌

杨某，女，52 岁，2014 年 5 月 9 日初诊。

来诊之前，其女儿来诉：患者曾做胃癌手术，开腹后，情况不佳，未予手术，随即缝合，其母不知。现行化疗，欲服中药调理，故来诊。

主证：面色无华，纳差，口苦，舌淡苔白，脉虚。

西医诊断：胃癌。

中医诊断：积证。

辨证：正虚瘀结，少阳不和。

治法：补虚化积，和解少阳。

处方：太子参 30 克，沙参 30 克，黄芪 30 克，当归 15 克，红参 15 克，蒲公英 30 克，薏苡仁 25 克，柴胡 15 克，黄芩 15 克，半夏 15 克，生姜 15 克，大枣 7 枚，丹参 25 克，白芍 15 克。6 剂。

煎服法：水煎服，日 1 剂。

七、肢体经络病证

（一）痹病

例一 吕某，女，35岁，1987年12月30日初诊。

病史：该患来我院之前于外院住院治疗，初起是左足、右上肢肿痛，经治疗此肿痛已消，但右足又肿痛，触之痛甚，不能行走，六院没有确诊。

主证：右足高度浮肿，疼痛，面部亦肿，舌白苔，脉数。

中医诊断：热痹。

辨证：热邪瘀阻经脉。

治法：清热，佐以疏风祛湿。

处方：桂枝芍药知母汤加味。桂枝15克，白芍15克，知母30克，生石膏50克，防风15克，白术15克，麻黄5克，甘草10克，炮附子10克，薏苡仁20克。2剂。

煎服法：水煎服，日1剂。

二诊（1988年1月3日）：服药后，面部及足跟浮肿略减，但大便干燥，舌白苔燥，脉象数。

处方：黄芪20克，茯苓20克，薏苡仁25克，萆薢15克，防己15克，天花粉25克，知母30克，生石膏50克，甘草15克，川牛膝15克，金银花15克，连翘15克，大黄15克，生地黄30克，玄参15克，忍冬藤30克。2剂。

煎服法：水煎服，日1剂。

三诊（1988年1月6日）：服药后明显好转，右足肿消，已下地行走，服药后诸症消失。告愈，出院。效不更方，继服6剂，水煎服，日1剂。

例二 宋某，男，10 岁，1993 年 10 月 14 日初诊。

患儿家住齐齐哈尔市景星镇，其亲属把其从汽车上背到诊室（不能走路）。

主证：全身诸关节肿痛，触之疼痛更甚，其手腕部在所住之地某医院行手术，跛行，舌质红，苔腻，脉数。

中医诊断：热痹。

辨证：热邪瘀阻络脉。

治法：清热解毒，佐以祛风利湿。

处方：金银花 20 克，忍冬藤 30 克，连翘 15 克，知母 15 克，黄柏 15 克，生地黄 30 克，赤芍 15 克，天花粉 20 克，蒲公英 30 克，紫花地丁 30 克，甘草 15 克，豨莶草 15 克，土茯苓 30 克，虎杖 15 克，生石膏 50 克，玄参 15 克。3 剂。

煎服法：水煎服，日 1 剂。

二诊（1993 年 10 月 17 日）：服药后，效果明显，效不更方，继进 10 剂。

患儿服药后关节肿痛消失，走路正常。带药 10 剂回家继服，以巩固疗效。

按语： 热痹时而见到，如果用祛风寒痹之药就会火上浇油，所以必须要清热解毒，滋阴凉血除痹。该方重用了蒲公英、忍冬藤、生石膏、土茯苓清热解毒、利湿，用生地黄、赤芍、虎杖除痹化瘀，又增金银花、连翘、紫花地丁、天花粉、豨莶草协助之，用知母、黄柏清热坚阴。药用肯綮，故疗效显著。

例三 曲某，男，74 岁，2015 年 2 月 7 日初诊。

主证：肢体疼痛多年，下肢畏寒，饮水尚可，舌紫，舌根重，苔白略燥，脉右寸弦，尺弦，左寸、关均小于右。

中医诊断：寒热痹。

辨证：风寒湿热瘀夹杂。

治法：祛寒清热，利湿化瘀。

处方：桂枝15克，白芍15克，知母15克，麻黄5克，白术15克，附子25克（先煎），生石膏30克（先煎），萆薢15克，土茯苓30克，生地黄30克，白芥子10克，白芷15克，甘草15克，防风15克，薏苡仁25克，鸡血藤30克，泽泻15克，黄芪25克，黑豆30克，黄柏15克。6剂。

煎服法：水煎服，日1剂。共服30剂痊愈。

例四　王某，女，47岁，2017年6月4日初诊。

主证：手指关节及四肢多处关节均肿痛，面色无华，小便黄，不欲饮水，大便不成形，舌淡紫，苔白，脉虚涩。查白细胞计数和胆红素高。

中医诊断：痹病。

辨证：虚寒湿证。

治法：补气血，祛寒湿，清利肝胆。

处方：土茯苓50克，萆薢20克，桂枝20克，白术15克，薏苡仁20克，鸡血藤30克，白芍15克，知母15克，麻黄5克，忍冬藤30克，防风15克，白芷15克，黄芪15克，甘草15克，生姜15克，附子25克（先煎），威灵仙15克，茵陈25克。6剂。

煎服法：水煎服，日1剂。

二诊（2017年6月13日）：诸症悉减，关节肿消，无疼痛，畏寒减。继进上方6剂，水煎服。

三诊（2017年6月20日）：告愈，嘱其常服逍遥丸和十全大补丸。

按语：①痹病往往寒热虚实相兼，一定要注意辨证用药，寒热相兼者，选用桂枝和知母、附子和生石膏等。②治疗热痹注意选用金银花、连翘、忍冬藤、蒲公英、土茯苓、黄柏、知母、生石膏、花粉、生地黄等。③临证要注意根据风能胜湿、健脾能胜湿、湿得温则化、血行风自灭等观点进行应用。④治痹病，特别是寒痹一定要注意附子的应用，应用附子超过10克，应先煎，并配合甘草、生姜、防风、黑豆等。⑤注意调肝，如白术、防风、虎杖、白芍、赤芍、木瓜、蒲公英、大黄、茵陈等应用。因为肝主风，风能胜湿。

例五　王某，女，48岁，1997年12月1日初诊。

主证：双手指关节肿痛，遇凉加重，脚踝肿痛，晨僵，小便黄，舌淡苔白，脉弦。西医检查示类风湿因子阳性。

中医诊断：痹病。

辨证：寒热相兼，虚实相兼。

治法：寒热互用，攻补兼施。

处方：白芍15克，知母15克，麻黄5克，防风15克，白术15克，萆薢20克，薏苡仁50克，土茯苓30克，附子25克（先煎），生石膏50克（先煎），白芷15克，鸡血藤30克，川续断20克，桂枝15克，黄芪30克。6剂。

煎服法：水煎服，日1剂。

服药后，效果显著。后以此方加减共服30剂而愈。

例六　任某，男，65岁，2004年6月19日初诊。

主证：双手指关节肿痛，形体消瘦，语言乏力，舌紫暗，脉结。

中医诊断：痹病。

辨证：湿热邪痹阻关节，脉络不通并影响心脏。

治法：寒热兼施。

处方：桂枝15克，白芍15克，知母15克，麻黄5克，防风10克，甘草15克，白术15克，生姜15克，附子25克（先煎），鸡血藤30克，萆薢20克，黄芪15克，土茯苓30克，薏苡仁30克，生石膏30克（先煎）。6剂。

煎服法：水煎服，日1剂。

服药后，效显，手指肿痛均减，脉结现象也好转。继进上方2个月后痊愈。

例七　郑某，女，36岁，2014年4月24日初诊。

病史：西医检查诊为类风湿关节炎，治疗2年，无效。

主证：手指、跖趾关节肿痛，无法从事家务劳动，畏寒，苔白腻，脉沉迟。

中医诊断：痹病。

辨证：寒湿热相兼，以寒湿为主。

治法：以利湿散寒为主，佐以清热补虚。

处方：薏苡仁30克，苍术10克，虎杖15克，豨莶草15克，甘草6克，当归15克，鸡血藤30克，桂枝15克，知母15克，白术15克，白芍15克，黄芪15克，麻黄5克，萆薢15克，附子25克（先煎），白芷15克，防己15克，泽泻15克，防风15克，生姜15克，忍冬藤30克。18剂。

煎服法：水煎服，日1剂。

二诊（2014年5月13日）：除小腿疼痛、项背强痛、手指麻外，他症均愈，苔白，脉弦。继进上方，白芍量增至40

克，加葛根 20 克，威灵仙 15 克，杜仲 20 克，木瓜 15 克。18
剂，水煎服。

患者服药后痊愈。

按语：张仲景的桂枝芍药知母汤治疗类风湿关节炎疗效显
著。热重者，重用知母、生石膏；寒重者，重用桂枝、附子；
肿重者，加土茯苓、草薢、白芷、防己、薏苡仁等；虚重者，
加黄芪、鸡血藤、当归等，同时注意守方；大便干燥者，加
虎杖。

（二）痉病

某患，急诊入院患者。

某患急诊入院，当晚请外院医生会诊，初步诊断为病毒性
脑炎，当晚服用安宫牛黄丸。第二天（1990 年 2 月 27 日）上
午请我会诊。

主证：时角弓反张，无汗，角弓反张发作时有汗，胸闷气
短，脉缓，舌淡红。

中医诊断：痉病。

辨证：柔痉。

治法：养阴增液，息风清脑。

处方①：桂枝 15 克，白芍 15 克，甘草 10 克，天花粉 25
克，生姜 15 克，大枣 6 枚，葛根 20 克，柴胡 15 克，黄芩 15
克。3 剂。

煎服法：水煎服，日 1 剂。

处方②：羚羊角 2.5 克。

煎服法：水煎分服。

处方③：苏合香丸 2 丸。

煎服法：每服 1 丸，日 2 次。

服药后，角弓反张症状停止。

二诊（1990 年 3 月 1 日）：当时大便已三天未行，正打氧气，言停下来则欲发作，西医认为是癔病，查舌白苔黏，质稍红。

处方：天花粉 30 克，桂枝 15 克，白芍 30 克，大黄 15 克，生姜 15 克，大枣 6 枚（擘），炙甘草 10 克，葛根 20 克，桔梗 15 克。

煎服法：1 剂，水煎服，日 1 剂。

患者服 1 剂药后，大便通，角弓反张一直没有发作，一切症状消失，遂出院。

按语：本人之前也用瓜蒌桂枝汤治疗过一例痉病。患者是我姐姐的二女儿，那时她大约不满周岁，发作时抽搐，两手紧握，角弓反张，微有热，有汗，当时先服治疗小儿惊吓的药面，没有效果，又到医院找医生针灸，医生说孩子太小，看不了，遂转到西医儿科，医生说是缺钙。当时正值春节前，腊月二十九，眼看要到春节，在腊月三十那天上午我开了一个方子，瓜蒌桂枝汤原方，即桂枝汤加瓜蒌根。抓药时药店已经关门，我把门敲开，因为平时和店员都认识，才抓上药，那时已经是晚上 6 时许。服药后，等到晚上 8 点钟左右，孩子解除了抽搐状态，才过了一个好年。

有人认为，角弓反张近似西医学的乙型脑炎等，瓜蒌桂枝汤方在今天已不适用此证。我认为这种说法是不对的，西医的认识在临证中我们可以参考，但中医讲辨证施治，只要符合中医证候就可以应用。

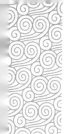

（三）重症肌无力

王某，男，34 岁，2014 年 2 月 9 日初诊。

病史：患者自 1996 年起渐感肌肉无力，眼睑下垂，吞咽无力，西医诊断为重症肌无力。2003 年行胸腺手术未愈。后多处寻医诊治未效。

主证：眼睑下垂，肌体无力，手足凉，吞咽受阻，水入必呛，有耳堵感，口苦，口臭，胸闷脘痞，时有呕恶，尿黄，便稀，苔薄白腻，脉浮略数。

中医诊断：痿证。

辨证：湿热阻遏。

治法：宣化湿热。

处方：杏仁 10 克，滑石 15 克，通草 6 克，苦参 15 克，藿香 10 克，薄荷 10 克，白蔻仁 5 克（捣，后下），淡竹叶 10 克，厚朴 6 克，薏苡仁 20 克，半夏 10 克，僵蚕 10 克，姜黄 10 克，蝉蜕 6 克，苍术 6 克，青蒿 10 克，黄芩 10 克。6 剂。

煎服法：水煎服，日 1 剂。

患者服药后，尿不黄，大便正常，手足转温，口臭减，仍感无力，右眼睑下垂，吞咽无力，舌淡红，苔滑，脉右寸弦大、强于关、强于尺，左关弦强于寸、寸亦弦、尺弦。拟以补中益气、调肝柔肝、开提肺气、升降结合为法。

处方：红参 15 克，黄芪 100 克，当归 15 克，柴胡 15 克，黄芩 15 克，半夏 15 克，炙甘草 10 克，焦白术 15 克，陈皮 10 克，升麻 15 克，葛根 20 克，制首乌 30 克，白芍 15 克，赤芍 15 克，生姜 15 克，大枣 7 枚。12 剂。

煎服法：水煎服，日 1 剂。

按上方服药 3 个月，基本痊愈。

按语：重症肌无力属中医学"痿证"范畴，脾主肌肉，故治疗以"治痿独取阳明"为重点。该患又有易生气、口苦、口臭等肝郁症状，此为木克土，故以补中益气为基础方，选加小柴胡汤和解肝脾，收效显著。

在治疗过程中，注意以下几点：①因患者便稀，需要熟地黄补肾补血，因其滋腻而不用，改用制首乌。②肝郁选用柴胡、白芍、香附、薄荷，治其耳堵感等。③少寐者，选用酸枣仁汤加减。④口臭，注意选加小柴胡汤加枇杷叶、藿香、薄荷等。⑤黄芪要重用，100 克以上。⑥理气化瘀药用量宜少。⑦畏寒选加附子、肉桂、干姜等。⑧水入必呛，参考叶天士医案，选加杏仁、桑叶、薏苡仁、紫菀、浙贝母、茯苓、通草等。

（四）顽固性肌肉痛

杜某，男，46 岁，2012 年 11 月 1 日初诊。

主证：四肢肌肉痛 1 年余，经多地治疗不效，尿黄，便稀，畏寒，舌苔灰黑，质淡，前尖部少量裂纹，脉左关弦，右寸虚细，右关尺均大于寸。

中医诊断：肌肉痛。

辨证：脾胃气虚下陷，肝又克脾，脾不胜湿，寒湿侵至肌肉。

治法：补中益气，温阳祛寒湿，芳香化浊。

处方：红参 15 克，黄芪 30 克，当归 15 克，柴胡 15 克，升麻 15 克，陈皮 15 克，白术 15 克，苍术 15 克，防风 15 克，藿香 15 克，桂枝 15 克，白芍 30 克，甘草 10 克，大枣 10 枚，附子 10 克，生姜 15 克，黑豆 30 克，薏苡仁 30 克，通草 6克，泽泻 15 克。6 剂。

煎服法：水煎服，日 1 剂。

患者服药后明显好转，肌肉已不痛，舌苔已下，效不更方，继进上方 18 剂愈。

按语：脾主肌肉，由于其脾虚，运化失职，故稀便、泄泻、舌苔灰黑；脾不胜湿，又其两寸脉虚，关尺脉大于寸，说明气虚下陷，湿病伤阳。我认为这是造成其久治不愈的原因。至于其舌尖部有少量裂纹，可能与之前服大量抗风湿药而造成津伤有关，不能作为重点考虑，待到脾健升清，则自然而愈。

（五）腰痛

例一　佟某，女，70 岁，2011 年 1 月 14 日初诊。

主证：腰酸痛，膝软，腿浮肿，舌尖红，苔白，脉左关弦，余虚。

中医诊断：腰痛。

辨证：阴阳两虚，肝旺夹瘀。

治法：补肾强心化瘀。

处方：白芍 25 克，甘草 15 克，杜仲 25 克，生牡蛎 30 克（先煎），生龙骨 30 克（先煎），川楝子 15 克，蒺藜 20 克，茯苓 15 克，熟地黄 50 克，泽泻 15 克，薤白 15 克，瓜蒌皮 15克，桑寄生 15 克，山茱萸 15 克，制首乌藤 25 克，丹参 25克，枸杞子 15 克。6 剂。

煎服法：水煎服，日 1 剂，分 2 次服。

患者服药后显效，上方加减，继服 6 剂愈。

例二 李某，男，41 岁，2011 年 5 月 7 日初诊。

主证：腰痛，晨起为甚，活动后减轻，偶有抽筋，便秘，舌紫，苔白，脉两尺虚。

中医诊断：腰痛。

辨证：肾阳虚，湿瘀互结。

治法：生龙骨、生牡蛎各 30 克（先煎），怀牛膝 30 克，虎杖 15 克，赤芍 15 克，补骨脂 15 克，小茴香 10 克，桃仁 10 克，红花 10 克，羌活 12 克，木瓜 15 克，杜仲 25 克，续断 15 克。12 剂。

煎服法：水煎服。

患者服药后愈，继服 6 剂巩固。

按语： 腰为肾之府，腰痛多与肾虚有关，在临床中多以晨起为甚，活动后减轻。针对这种晨僵状态，要在补肾的同时加用羌活、木瓜等通痹化湿，再加入赤芍、桃仁、红花活血化瘀，往往可取得显著疗效。有寒加小茴香，补肾加补骨脂、杜仲等，如尿黄、有热加黄柏，仍保留小茴香、补骨脂、续断等寒热互用。

例三 闫某，男，31 岁，2006 年 3 月 8 日初诊。

主证：腰痛，舌红，无苔，脉两尺虚。

西医诊断：腰椎间盘突出症。

中医诊断：腰痛。

辨证：肾阴虚，寒凝。

处方：熟地黄 100 克，山药 50 克，山茱萸 30 克，白芥子 5 克，麻黄 5 克，肉桂 10 克，鹿角胶 15 克（烊化兑服），炮姜 5 克，甘草 10 克，白芍 30 克。6 剂。

煎服法：水煎服，日 1 剂，分 2 次服。

患者服药后，症减，继进上方 30 剂愈。

按语： 方用阳和汤、六味地黄汤、芍药甘草汤加减而成。阳和汤治一切阴疽、脱疽及鹤膝风等，患处或白或暗，不肿或肿势散漫的属于虚寒证候者。阳和汤重用熟地黄、鹿角胶补肾之阴阳，配伍少量肉桂、炮姜温阳散寒通脉，甘草补气解毒、调和诸药，白芥子去皮里膜外之痰，麻黄宣畅阳气，符合该患之证。腰椎间盘突出症与中医所讲的肾有关，因为肾主骨，该患舌红无苔，是肾阴虚，而尺脉又虚，为肾阳虚而寒凝，所以加用了六味地黄汤之三补，又用了芍药甘草汤敛阴止痛。全方药切病情，故效。

（六）足跟痛

例一　高某，女，52 岁，2016 年 1 月 19 日初诊。

主证： 足跟痛，口苦，咽干，情绪易激动，尿黄，尿不尽，大便溏，舌边有齿痕，尖有裂纹，脉左关寸弦大，右脉尺虚关缓、大于寸、寸略弦缓。

中医诊断： 足跟痛。

辨证： 肾阴虚，肝火旺，脾虚。

治法： 补肾化瘀，清肝健脾。

处方： 制首乌藤 30 克，枸杞子 15 克，山茱萸 15 克，牡丹皮 15 克，山药 20 克，防风 15 克，川楝子 15 克，甘草 10 克，黄芩 15 克，半夏 10 克，柴胡 7.5 克，白芍 15 克，青蒿 10 克，蒺藜 20 克，麦冬 20 克，沙参 15 克，败酱草 20 克，丹参 25 克，乌药 15 克。6 剂。

煎服法： 水煎服，日 1 剂，分 2 次服。

二诊（2016年4月10日）：患者服药后，疼痛减轻，口苦咽干愈，尿不尽缓解，但感来月经时下颌中切齿疼痛，此为肾虚所致。

治法：补肾化瘀，清肝为法。

处方：制首乌藤30克，山茱萸15克，牡丹皮15克，山药15克，黄柏15克，川楝子15克，白芍25克，甘草10克，青蒿10克，菊花15克，乌药15克，麦冬20克，沙参15克，败酱草20克，丹参25克，芦根15克。6剂。

煎服法：水煎服，日1剂，分2次服。

按语： 该患足跟痛及来月经时牙痛是肾阴虚所致，在补肾阴时，若大便稀，不用熟地黄，改用制首乌藤；口苦、少苔或有裂纹者，不用半夏而用芦根，不用柴胡（或少用）而用川楝子。

例二　李某，女，52岁，2016年5月27日初诊。

主证：足跟痛，晨起手和眼睑肿，尿黄，舌边齿痕，脉两尺虚、左关伏。

中医诊断：足跟痛。

辨证：肾阳虚，肝郁。

治法：补肾健脾疏肝。

处方：熟地黄30克，泽泻15克，牡丹皮15克，山茱萸15克，山药20克，茯苓15克，杜仲25克，柴胡7.5克，白芍15克，白术15克，香附10克，薄荷6克，川芎15克，紫苏梗15克。6剂。

煎服法：水煎服，日1剂，分2次服。

二诊（2016年6月5日）：患者服药后症减，但感下肢

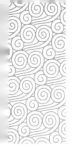

凉，脉两尺虚、两寸大。于上方加五味子 10 克，肉桂 10 克，牛膝 15 克，以引火归原。6 剂。

煎服法：水煎服，日 1 剂，分 2 次服。

三诊：足跟痛愈，下肢觉温，手和眼睑肿消。仍舌淡苔白，边有齿痕，于上方加当归 15 克，生姜 15 克，大枣 6 枚，补气血。6 剂。

煎服法：水煎服，日 1 剂，分 2 次服。

按语： 肾阴虚、阳虚均可导致足跟痛，又足跟痛者往往是走路则痛减，这是血瘀痹阻所致。故治以活血化瘀，并且补肾必须化瘀，而化瘀需要理气，此为"气行则血行"。足跟痛者往往兼肝郁气滞，气滞则血瘀，所以足跟痛与肝郁并不矛盾。

（七）足趾痛

于某，男，47 岁，2005 年 7 月 23 日初诊。

主证：足趾痛，血压素日偏高，大便偏稀，舌有紫色瘀斑，舌体厚大，脉涩。

中医诊断：足趾痛。

辨证：血瘀，肝亢脾虚。

治法：活血化瘀，健脾消食，平肝。

处方：当归 15 克，生地黄 15 克，桃仁 15 克，红花 15 克，薏苡仁 30 克，黄芩 15 克，钩藤 20 克（后下），生牡蛎 30 克，川芎 15 克，赤芍 15 克，甘草 15 克，柴胡 15 克，桔梗 15 克，枳壳 15 克，山楂 30 克，茯苓 20 克，水蛭 10 克，益母草 15 克，补骨脂 15 克，鸡内金 15 克。7 剂。

煎服法：水煎服，日 1 剂。

二诊（2005 年 7 月 30 日）：服后效果好，继进上方 20

余剂。

患者继服 20 余剂后告愈。

按语： 本案舌有紫色瘀斑，舌体厚大，这是瘀血阻滞之证。又该患素日血压偏高，为肝阳上亢，又大便偏稀，为脾肾阳虚。所以本方以桃仁四物汤加水蛭、鸡内金、益母草、山楂活血化瘀，加薏苡仁、黄芩、补骨脂祛湿补肾健脾，加钩藤、生牡蛎平肝散结。全方药用对证，故疗效迅速。

（八）自觉足底厚

孙某，男，77 岁，2014 年 4 月 19 日初诊。

主证：自觉左足底厚且热，舌形大，尖有裂纹，脉左寸虚。

辨证：肾阴虚，下焦湿热，心气阴两虚，胸阳不振。

治法：补心之气阴，宣展胸阳，补肾，清下焦湿热。

处方：红参 15 克，瓜蒌皮 15 克，薤白 15 克，半夏 15克，麦冬 25 克，川牛膝 15 克，怀牛膝 15 克，黄柏 20 克，苍术 15 克，熟地黄 30 克，泽泻 15 克，丹参 25 克。3 剂。

煎服法：水煎服，日 1 剂，分 2 次服。

二诊：服药后，痊愈。继进上方 6 剂巩固疗效。

按语： 自觉足底厚的症状临床中少见，我认为是痰湿所致。足底热是湿热下注，所以用三妙散清下焦湿热，用熟地黄补肾，泽泻泻肾浊。其左寸脉虚、舌尖部裂纹为心气阴两虚、胸阳不振，所以用红参、麦冬补心之气阴，瓜蒌薤白半夏汤宣展胸阳。其只有左足感觉厚，本人认为与血液循环有关，所以加丹参改善血液循环。对下用苍术、对上用半夏以祛痰湿。药用对症，故 3 剂而愈。

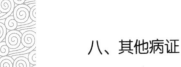

八、其他病证

（一）无味觉

朴某，女，65 岁，2013 年 4 月 12 日初诊。

病史：患者无味觉，嗅觉亦感到减退，近 5 年加重，吃辣觉苦。经多家医院检查治疗无效，遂来诊。

主证：无味觉，嗅觉不灵，口干，口渴，喜冷饮，大便不成形，血压偏高，少寐，腰酸，小便黄，舌红少苔，中有裂纹，脉右关、尺虚，左寸弦虚、关弦大、尺弱。

中医诊断：无味觉。

辨证：脾胃两虚，肝阳上亢。

治法：补脾益肾，清胃平肝。

处方：红参 15 克，茯苓 15 克，白术 15 克，白扁豆 15 克，陈皮 15 克，山药 50 克，甘草 10 克，莲子 15 克，蒺藜 20 克，钩藤 25 克（后下），砂仁 10 克（捣，后下），薏苡仁 25 克，桔梗 15 克，蒲公英 25 克，知母 15 克，生石膏 50 克，桑寄生 30 克，泽泻 15 克，天花粉 20 克，大枣 7 枚（擘）。3 剂。

煎服法：水煎服，日 1 剂。

二诊（2013 年 4 月 15 日）：口干等症见好，现后背疼痛，腿无力，少寐多梦，舌少苔，有裂纹，脉左关弦，右寸大。拟平肝健脾养胃，滋肾安神。

处方：知母 25 克，白芍 25 克，莲子 15 克，西洋参 15 克，白扁豆 15 克，钩藤 25 克（后下），木瓜 15 克，牛膝 15 克，蒺藜 20 克，炒酸枣仁 15 克，茯苓 15 克，丹参 25 克，首乌藤 30 克，桑寄生 20 克，天花粉 20 克，地骨皮 15 克，芦根

25克，甘草10克。6剂。

煎服法：水煎服，日1剂。

三诊（2013年4月23日）：味觉已出，见好，但有口腔溃疡，苔少，脉左关弦大，两尺虚，左关大于右关。原则不变，方拟如下。

处方：白芍25克，白术15克，白扁豆15克，蒺藜20克，首乌藤30克，石斛15克，知母15克，百合15克，蒲公英25克，败酱草20，炒酸枣仁15克，五味子15克，川续断15克，狗脊15克，沙参15克。6剂。

煎服法：水煎服，日1剂。

按本方服药至5月19日，味觉完全恢复正常。唯时而感到背痛。

处方：白扁豆15克，白芍25克，甘草15克，白术15克，蒺藜20克，石斛15克，知母15克，百合25克，蒲公英25克，败酱草20克，续断15克，狗脊15克，葛根20克，沙参15克，首乌藤30克。6剂。

煎服法：水煎服，日1剂。

嘱该患者服人参健脾丸、逍遥丸和参苓白术散，加以巩固。

按语：①脾开窍于口，所以以治脾为中心。该患脾虚，故大便泄泻，而胃火又盛，故口干、口渴、喜冷饮，为胃强脾弱，方拟参苓白术散和白虎加人参汤加减。②土生金，味觉失灵，嗅觉亦差，故用桔梗引药上行兼保肺，从而使嗅觉同时而愈。③注意养心安神。心主神志，虚则补其母，选用百合、酸枣仁、红参、莲子、首乌藤、大枣等养心安神。④补脾不能忘记平肝，该患一直肝旺，肝属木，木克土，水能涵木，故采用平肝柔肝、滋水涵木法加以治疗。

人是统一的整体，五脏之间相生相克，在治疗过程中，必须全面考虑方能奏效。

（二）流泪

例一 朱某，女，59岁，2014年3月6日初诊。

主证：每天晚上两眼流泪不止，且胸闷气短，疼痛乏力，口臭，舌紫暗，脉左关弦劲。

辨证：血瘀生风，肝旺。

治法：活血化瘀，平肝柔肝息风。

处方：生龙骨30克（先煎），生牡蛎30克（先煎），珍珠母30克，钩藤20克（后下），枇杷叶15克，丹参25克，赤芍25克，白芍25克，甘草10克，细辛5克，川楝子15克，薤白15克，瓜蒌皮15克，半夏15克，蒺藜15克，防风15克。6剂。

煎服法：水煎服，日1剂，分2次服。

患者服药1剂后则泪止，6剂愈。

按语：夜间属阴，阴虚则阳旺，且夜间血液循环缓慢，易血瘀生风。口臭是肝热上逆，再加肝风无制，则流泪不止。故本方以生龙骨、生牡蛎、珍珠母、钩藤、蒺藜、白芍、防风、川楝子平肝息风，且理气有助化瘀；以枇杷叶降肺气，肺属金，金克木，降肺有助平肝；用瓜蒌皮、薤白、半夏宣展胸阳，理气化痰下行；以丹参、赤芍、细辛活血化瘀，尤其细辛能改善微循环，对于流泪者，无论寒热虚实均可应用。由于用药准确，疗效迅速。

例二 宋某，男，38 岁，2015 年 12 月 12 日初诊。

主证：流泪多年，白天较重，久治不愈，白睛发红，西医眼科诊断为结膜炎，眼压高，舌苔白，有齿痕，脉左关弦，右寸弦大、关虚、尺虚伏。

中医诊断：流泪。

辨证：肝经风热。

治法：清热散风。

处方：地龙 15 克，防风 15 克，黄菊花 15 克，桑叶 15 克，板蓝根 15 克，大青叶 15 克，金银花 15 克，连翘 15 克，黄芩 15 克，夏枯草 15 克，白茅根 30 克，蝉蜕 6 克，赤芍 15 克，牡丹皮 15 克，僵蚕 10 克，细辛 5 克，薏苡仁 20 克。6 剂。

煎服法：水煎服，日 1 剂，分 2 次服。

二诊（2016 年 12 月 18 日）：患者服药后，流泪减，继用上方 6 剂。

三诊（2017 年 1 月 2 日）：患者流泪大见好转，饮酒后查眼压高，舌边齿痕，便稀。上方减大青叶，金银花改为忍冬藤 30 克，并加石决明 50 克。6 剂。

煎服法：水煎服，日 1 剂，分 2 次服。

按语：①流泪晚上严重病在阴，在血瘀；白昼严重病在阳，在风热。②气阴、血瘀能生风而肝火亢，外感风热也能引起肝阳上亢，从而导致流泪。③必用细辛。

（三）低钾血症

李某，男，72 岁，2018 年 10 月 29 日初诊。

病史：患者于 2018 年 9 月以来感到乏力，到外院检查发现低钾血症，经过治疗，曾反复出现，目前在用药的情况下，已恢复正常。在西医建议下和本人同意服中药以巩固。既往有肾病病史。

主证：少寐，尿不尽，乏力，舌边红，舌形大，伸舌略向左斜。脉左关弦，寸弦细，左关强于寸，左尺缓，左尺强于右尺，右关弦。现停服治低钾血症的西药。

中医诊断：乏力。

辨证：脾肾两虚，阴虚血热，上扰神志。

治法：补脾肾，摄精微，清肝凉血，安神。

处方：覆盆子15克，金樱子15克，莲须15克，乌药15克，山茱萸15克，生山药50克，赤芍、白芍各15克，牡蛎50克，焦白术15克，莲子15克，扁豆15克，党参20克，柴胡7.5克，丹参25克，败酱草20克，炒酸枣仁15克，首乌藤30克。12剂。

煎服法：水煎服，每日1剂。

二诊（2018年11月28日）：患者感到一切正常，舌淡红薄白苔，舌形较前略减，外院检验结果示血钾3.9mmol/L，参考范围3.5～5.5mmol/L；钠140mmol/L，参考范围135～155mmol/L；氯103mmol/L，参考范围98～109mmol/L；钙2.4mmol/L，参考范围2.02～2.6mmol/L；磷0.9mmol/L，参考范围0.87～1.45mmol/L。上方再取6剂以巩固疗效。

患者服药告愈。

按语：该患于2018年9月中旬感到乏力，到外院检查，发现低钾血症，经过住院等治疗，曾出现几次反复，目前在用西药的情况下已恢复正常。在医生建议下，患者同意服中药以巩固，免得再次反复，特前来我诊所服中药。

中医学认为，脾主运化，输布水谷精微，升清降浊，为生化之源，五脏六腑、四肢百骸皆赖以养。脾又有益气、统血、主四肢等重要生理功能。本人认为，脾不仅输布水谷精微，而且有升清降浊的生理功能，因此在治疗中重用了生山药50克，同时又加用白术、莲子、扁豆、党参以加强健脾作用；又加用了覆盆子、金樱子、莲须、山茱萸补肾收涩精微，还应用炒酸枣仁、首乌藤、败酱草、丹参以安神；又用了牡蛎、白芍、赤芍、柴胡清肝柔肝，使肝木不克脾土。

总之，全方以健脾为中心，补肾涩精，养心安神，使心火能生脾土；清肝柔肝，使肝木不克脾土为配合，使血钾恢复正常，即使不服用西药一个月化验亦正常。

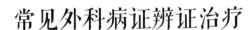

常见外科病证辨证治疗

一、疮疡

（一）瘰疬

李某，女，59岁，2013年7月4日初诊。

主证：项下淋巴结肿大连及耳后，再往上延及半个头部，呈粗条状突起肿大，按之痛，已经持续半个月，经西医点滴头孢类、环丙沙星等未见好转，其时有盗汗现象，舌淡苔白，舌边齿痕，脉左关弦、寸细、尺虚，右寸关弦大、尺虚。

中医诊断：瘰疬。

辨证：肝经湿热郁火，阴虚血虚。

治法：清肝经湿热，滋阴养血，软坚散结。

处方：生地黄15克，玄参15克，当归15克，龙胆草10克，黄芩15克，栀子6克，通草5克，泽泻15克，地骨皮15克，野菊花15克，甘草10克，败酱草25克，蒲公英25克，连翘15克，忍冬藤50克，海藻15克，昆布15克，牡丹皮15克，牛蒡子10克，薄荷10克。6剂。

煎服法：水煎服，日1剂。

二诊（2013年7月11日）：患者服药后感到各方面都见好，但便稀，睡眠差，晚上卧咳，项强，脉左虚弦，左寸细，用药略加调整。

处方：百合 15 克，丹参 25 克，玄参 15 克，龙胆草 10 克，黄芩 15 克，地骨皮 15 克，牡丹皮 15 克，生地黄 15 克，野菊花 15 克，黄菊花 15 克，海藻 15 克，昆布 15 克，赤芍 15 克，败酱草 20 克，蒲公英 20 克，忍冬藤 30 克，葛根 20 克，薏苡仁 20 克，葶苈子 15 克。6 剂。

煎服法：水煎服，日 1 剂。

另嘱配合人参归脾丸 20 丸，每服 1 丸，日 2 次。

三诊（2013 年 7 月 23 日）：患者服药后肿物疼痛减轻，肿块见小，其肿物下面已柔软，自言好多了。查舌苔黄腻，舌质淡白，脉左关弦，两尺虚。

处方：夏枯草 30 克，生牡蛎 50 克，香附 10 克，石决明 50 克，当归 15 克，白芍 15 克，陈皮 15 克，柴胡 7.5 克，川芎 10 克，王不留行 15 克，麦芽 15 克，红花 10 克，片姜黄 15 克，生甘草 10 克，通草 5 克，丹参 25 克，地骨皮 15 克，野菊花 15 克。12 剂。

煎服法：水煎服，日 1 剂。

嘱配合人参归脾丸 60 丸，每服 1 丸，日 2 次。

2015 年夏，该患者的女儿特来诊所告知，其母的病完全好了，表示感谢！我嘱其女儿，告知其母经常服用逍遥丸和人参归脾丸，并注意饮食，保持精神舒畅！

按语：该病是肝经有湿热、瘀热，清热利湿、解毒散结是必须的，但仲景又言：见肝之病，当先实脾。况其脾虚便稀，舌淡苔白，脉左关强于右关，气血皆虚，所以又配合中成药人参归脾丸，坚持服用，以补气血，健脾养血益气，正如《张氏医通》所说，"开结全赖胃气有，仗方能运行药力"。如果不益

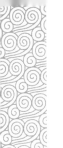

气营养，专心久服，庶可望其安！

（二）头面疔病

张某，男，55 岁，2015 年 11 月 24 日初诊。

主证：左面部感到不适，起疔较密集，连及头部，反复发作，经久不愈，鼻头色瘀黑，大便黏，舌白苔，中有一纹，左脉弦大数。

中医诊断：头面疔病。

辨证：肝胃郁热，夹风。

治法：清热散风，火郁发之。

处方：黄芩 15 克，黄连 7.5 克，大黄 15 克，黄柏 15 克，生石膏 50 克，栀子 10 克，黄菊花 15 克，野菊花 15 克，连翘 15 克，忍冬藤 30 克，蒲公英 25 克，败酱草 20 克，白芷 15 克，薄荷 15 克，防风 15 克，荆芥 15 克，蔓荆子 10 克，川芎 15 克，旋覆花 10 克，桔梗 15 克，甘草 10 克。6 剂。

煎服法：水煎服，日 1 剂。

二诊（2015 年 11 月 30 日）：服药后头部疮疔愈，鼻头色瘀黑减轻，效不更方，再服 6 剂。

患者服药后告愈，至今再也没有复发。

按语：该患头面部疔病是肝胃湿热，湿热夹风所致，余采取火郁发之的方法使火毒宣发出来。其大便黏为湿热，鼻头色瘀黑为瘀，其左边面部起疔，应想到肝经（肝居于右而行气于左）。药以清热导下一并把毒火去除出去。患者服药后，其爱人来说："药真好使，效果快。"总之，治疗头面风皮肤病要注意祛风、化瘀、导下。

二、皮肤病

（一）面游风

李某，女，28 岁，1985 年 12 月 1 日初诊。

主证：满面及头部红疹，脱皮，痒甚已两年，舌质红，苔薄黄，脉弦数。

中医诊断：面游风。

辨证：风热血燥。

治法：养阴清热化湿。

处方：蝉蜕 6 克，桔梗 15 克，杏仁 15 克，牛蒡子 10 克（打），地肤子 20 克，白鲜皮 20 克，蒺藜 20 克，生地黄 30 克，玄参 20 克，牡丹皮 15 克，赤芍 15 克，甘草 15 克，苦参 15 克。6 剂。

煎服法：水煎服，日 1 剂。

患者服后告愈，口头致谢，说此方解决了困扰她几年的疾苦。

按语：头为人之颠，唯风可到。对于面游风，首先要祛风。风盛则痒，所以方中用蝉蜕、蒺藜息风平肝，用牛蒡子宣散风热；因肺主皮毛，故用桔梗、杏仁开提肺气，润肺润燥；用地肤子、白鲜皮、苦参祛湿止痒；用赤芍、牡丹皮活血凉血；血行风自灭，用生地黄、玄参凉血滋阴，以除血燥而止痒脱皮。全方药用中病，所以疗效迅速。

（二）面痒

丁某，男，43 岁，2004 年 1 月 3 日初诊。

主证：面痒，久治不愈，面色较黑、暗，感觉面部发硬，尿黄，舌质淡暗，脉右尺弦大，左细弦，脉尺强于关，关强于寸。

中医诊断：面痒。

辨证：血瘀生风，并血虚生风，湿热阻遏。

治法：清热，利湿，化湿，活血化瘀，息风。

处方：黄柏15克，蒺藜20克，地肤子20克，苦参15克，枳壳15克，丹参30克，黄芩15克，藿香15克，白芷10克，杏仁15克，苍术15克，川芎15克，白鲜皮20克，制首乌30克，赤芍15克，土茯苓30克。7剂。

煎服法：水煎服，日1剂。

患者服21剂愈。

按语：面痒并没有出疹，而是面色黑暗，是血虚夹瘀，痒为风，尿黄为肝火，因两尺脉弦且强于关、寸，为下焦有湿热，且阳气已伤，故用黄柏、土茯苓、地肤子和苦参清下焦湿热，用制首乌、赤芍和丹参养血祛瘀，用白芷、藿香、黄芩、苍术升阳祛湿，用枳壳理气以助祛瘀祛湿。全方药中肯綮，故愈。

（三）湿疹

金某，男，51岁，2014年5月6日初诊。

主证：皮肤疹，略红，痒，搔破会流出黄水，亦出血，已6～7年不愈，且半身不遂，四肢拘挛，舌淡苔白，舌边少量齿痕，脉右寸、关、尺数弦，脉左虚状。

中医诊断：湿疹。

辨证：湿热伤阴。

治法：清热祛湿，滋阴养血润燥，祛风息风止痒。

处方：生地黄30克，玄参20克，当归15克，赤芍15克，苦参15克，杏仁10克，麦冬20克，白芍15克，大黄15克，虎杖15克，薏苡仁20克，独活15克，蒺藜20克，防风15克，首乌藤30克，天冬15克。6剂。

煎服法：水煎服，日1剂。

二诊（2014年5月13日）：服药后见好，诸症均减。

处方：苦参15克，薏苡仁25克，苍术10克，蒺藜20克，川芎15克，当归15克，白芍15克，熟地黄30克，石斛15克，桑椹15克，枸杞子15克，山楂20克，赤芍15克。6剂。

煎服法：水煎服，日1剂。

服药后，患者疹消痒止，肢体拘挛缓解，病情基本稳定后停服。

按语：该患疹痒，搔破出黄水，且两腿重，说明为有湿、有风，大便干燥，3～4天一行，为阴虚；疹脱皮、搔破出血，为阴虚血热血燥；半身不遂、四肢拘挛也与伤阴有关。所以采取清热祛湿、滋阴养血润燥、祛风息风（内外之风）止痒的治疗方法，用药对证，故疗效明显。

（四）赤游风

董某，女，40岁，2010年3月23日初诊。

主证：身无定处，特别口唇及阴部较重，起粉红色风团，痒甚，大便干，尿黄，脉弦数，舌质红，苔黄腻。

中医诊断：赤游风。

辨证：风热证。

治法：疏风清热。

处方：防风 15 克，荆芥 15 克，蝉蜕 6 克，牛蒡子 10 克（打），连翘 15 克，芦根 15 克，黄芩 15 克，栀子 15 克，赤芍 15 克，丹参 30 克，生地黄 15 克，通草 6 克，石韦 20 克，车前子 15 克（包煎），大黄 15 克，苦参 15 克，乌药 15 克，蒺藜 15 克，首乌藤 30 克，甘草 10 克。6 剂。

煎服法：水煎服，日 1 剂。

患者服后告愈。

按语：赤白游风相当于西医学所称血管性水肿，亦属于过敏性皮肤病，由某些食物、药物引起，中医学总称为游风，色赤者为赤游风，色白者称为白游风，又称风注。中医学认为其是由于脾肺燥热郁于肌肤而成。本方以防风、荆芥、蝉蜕、牛蒡子、连翘、芦根疏散风热，以栀子、苦参、黄芩清湿热，以赤芍、丹参、生地黄凉血、活血、滋阴，以通草、石韦、甘草、车前子利湿除湿，以蒺藜平肝风而止痒。现代药理学研究表明，石韦、甘草、蝉蜕、首乌藤、蒺藜均有抗过敏作用。

（五）蛇盘疮

宋某，女，36 岁，2016 年 5 月 8 日初诊。

主证：胁下起疹，粉红色，疼痛异常严重，便稀，舌苔薄少，左寸弦。

中医诊断：蛇盘疮。

辨证：肝经湿热。

治法：清肝经湿热。

处方：龙胆草 10 克，黄芩 15 克，栀子 6 克，蒲公英 25 克，白芍 30 克，甘草 15 克，川楝子 15 克，马齿苋 15 克，车前子 15 克（包煎），南木通 10 克，泽泻 15 克，当归 15 克，生地黄 30 克，延胡索 15 克，苍术 10 克，薏苡仁 25 克。12 剂。

煎服法：水煎服，日 1 剂。

患者服后告愈。

按语：蛇盘疮比较常见，西医称带状疱疹，我曾治愈多例，有长在头的、面上的、腹部的、腿部的、臀部的。轻者仅见皮肤（肉皮）刺痛，而不见起疱，这时及时治疗，好得快；有的渐见粟米至绿豆大成簇水泡，累累如串珠，后延成几簇，疱群之间皮肤正常，最后结成干痂。

还有的仅见一例，初起为水疱样疹，但没有疼痛，但后来几天感觉疼痛了，所以不能以疼痛来诊断。也就是说，疼痛只是本病的主证、特点，临床有疼痛、起疱同时出现者，也有先起疱而后疼痛者。

治疗本病，本人的体会是总以龙胆泻肝汤为主方。长在头面的配合黄连上清汤，并配选野菊花、黄菊花、石决明等；疼痛严重者加制乳香、制没药、川楝子、延胡索、白芍等。临证根据实际情况，辨证施治，一般在两周左右而愈。

（六）扁平疣

罗某，女，17 岁，1995 年 8 月 16 日初诊。

主证：面部及上肢突然发现粟米样，或绿豆、黄豆样大小，表面平滑的小疣状物，痒，略高于皮面，呈淡褐色，界限明显，遍布面部及上肢，舌质红赤，苔黄，脉洪数。

中医诊断：扁平疣。

辨证：风热病毒。

治法：散风，平肝，清热解毒，凉血活血。

处方：蝉蜕 10 克，牛蒡子 15 克（打），牡丹皮 15 克，板蓝根 30 克，蒺藜 20 克，地肤子 20 克，白鲜皮 20 克，生石膏 50 克，甘草 15 克，桔梗 15 克，杏仁 10 克，生地黄 30 克，玄参 20 克，知母 15 克，丹参 20 克，白茅根 20 克。4 剂。

煎服法：水煎服，日 1 剂。

患者服后告愈，后来本人用此方治疗多例扁平疣，疗效确实。

（七）荨麻疹

例一　富某，男，50 岁，2008 年初诊。

主证：全身起红疹，痒甚，尿黄，便稀，舌苔腻，脉弦。

中医诊断：瘾疹。

辨证：风湿相搏，湿热内留。

治法：清热化湿，息风止痒，透邪外达。

处方：苍术 15 克，川厚朴 15 克，陈皮 15 克，茯苓 20 克，泽泻 15 克，滑石 20 克，木香 15 克，地龙 15 克，蒺藜 20 克，苦参 15 克，黄芩 15 克，白扁豆 15 克，蒲公英 30 克，薏苡仁 25 克。6 剂。

煎服法：水煎服，日 1 剂。

患者言此方效果好，服后诸症消失，但过二三年复发，再找此方，服后又好了，他说："这个方给我留着。"

例二　何某，女，50 岁，2012 年 3 月 11 日初诊。

主证：手、面部起痒疹，大小便正常，少寐，西医皮肤科诊为荨麻疹，其服药效果不显，舌红少苔，舌前部有裂纹，脉虚，既往有胆囊炎。

中医诊断：瘾疹。

辨证：阴虚，肝旺，表虚，气虚。

治法：滋阴安神，补气固表。

处方：芦根20克，炒酸枣仁15克（打），茯苓15克，知母15克，首乌藤30克，丹参15克，蒺藜20克，防风15克，生地黄15克，白术15克，川楝子15克，黄芪25克，甘草10克，黄连10克。6剂。

煎服法：水煎服，日1剂。

患者服后大见效，痒止疹收，继用6剂以巩固疗效。

例三　刘某，女，17个月，2010年5月3日初诊。

主证：全身脱皮，起屑，手足心热，便干，指纹紫暗。

中医诊断：瘾疹。

辨证：阴虚肺燥，肝胃有热。

治法：滋阴润肺，清肝胃之热。

处方：桔梗15克，甘草10克，杏仁10克，牛蒡子15克（打），玄参15克，麦冬20克，蝉蜕10克，枳壳15克，当归15克，生地黄15克，白鲜皮15克，生石膏30克，天花粉15克，黄柏15克。3剂。

煎服法：水煎服，每剂服2天。

患儿服药后，仅有下肢一处脱皮，其家长来找方继续多服几剂，欲彻底愈，于是又开3剂，服法同前，嘱其注意饮食，多吃蔬菜、水果，多饮水。

例四　张某，女，37岁，2013年1月16日初诊。

主证：全身起痒疹，受凉时则起得多，少寐，舌形大，边齿痕，脉右寸弦大，反复发作，有汗恶风，尿稍黄。

中医诊断：瘾疹。

辨证：气虚卫弱，营卫不和，夹心肺热。

治法：调和营卫，补气固表，安神止痒。

处方：桂枝 15 克，白芍 15 克，甘草 10 克，生姜 15 克，大枣 7 枚，炙麻黄 5 克，黄芪 25 克，白术 15 克，防风 15 克，败酱草 20 克，石韦 15 克，首乌藤 30 克，蒺藜 20 克，地肤子 15 克，白鲜皮 15 克，乌梢蛇 15 克，川芎 10 克，茯苓 15 克，炒酸枣仁 15 克，知母 15 克。6 剂。

煎服法：水煎服，日 1 剂。

服药后大见成效，要求再服 6 剂，继进上方 6 剂以巩固。

例五　李某，女，60 岁，2016 年 6 月 30 日初诊。

主证：身起痒疹，夜间重，并皮肤受压部位严重，舌尖红，余紫暗，苔薄燥，脉左寸大，右关弦。

中医诊断：瘾疹。

辨证：血虚，血热。

治法：补血，凉血化瘀，清肝安神。

处方：川芎 15 克，当归 20 克，白芍 15 克，熟地黄 30 克，生地黄 30 克，赤芍 15 克，野菊花 15 克，丹参 25 克，蝉蜕 6 克，知母 20 克，炒酸枣仁 15 克（捣），茯苓 15 克，甘草 15 克，地龙 15 克，蒺藜 15 克，地肤子 15 克，皂角刺 10 克。6 剂。

煎服法：水煎服。

患者服后告愈，嘱其平时服血府逐瘀丸、人参归脾丸、六味地黄丸，交替服用，日 1 剂。

按语：荨麻疹是常见病，西医学认为由过敏而致，中医学认为与风有关，治以祛风为主，根据夹寒、夹热、夹湿的不同而配以散寒、清热、化湿之法。血虚生风者（常夜间痒甚），当以养血祛风，兼有气虚的配以补气之品；血热者（有划痕），当以凉血、清热、消风止痒之品；血瘀者（压迫处起疹多），当配以活血化瘀之品。具体用药包括：①外寒内热者，注意选用防风通圣丸；②风寒者，选用桂枝汤加乌梢蛇等；③有热象者，配以地龙、蒺藜；④必要时加入安神之品，如酸枣仁汤及败酱草与丹参配伍；⑤对于湿热者，注意选用苦参、白鲜皮、地肤子、薏苡仁；⑥对于血瘀生风者，注意选用桃仁、红花、地龙、赤芍等。

（八）环形红斑

曹某，女，34 岁，2014 年 6 月 27 日初诊。

主证：上肢处皮肤起红斑，觉痒，已经发作 10 余年，近半年来严重，对许多物品、食品过敏，皮肤有划痕，搔破后出血，尿黄，大便日 2～3 次，便稀，舌尖红，余紫，脉右寸弦涩强于关、略虚状、尺虚，左关弦强于右关、左寸细弦、尺虚。

中医诊断：环形红斑。

辨证：血瘀血热，脾湿肝旺。

治法：凉血祛风，清热化湿。

处方：防风 15 克，当归 15 克，生地黄 5 克，苦参 5 克，苍术 10 克，蝉蜕 6 克，丹参 25 克，知母 15 克，甘草 10 克，地肤子 15 克，白鲜皮 15 克，地龙 15 克，炒酸枣仁 15 克，茯苓 15 克，败酱草 20 克，首乌藤 30 克，荆芥 15 克，滑石 15 克，淡竹叶 15 克，薏苡仁 25 克。6 剂。

煎服法：水煎服，日 1 剂。

嘱配合龙胆泻肝丸 20 袋，每服 1 袋，日 2 次（上午 10

时、下午 2 时各服 1 袋）。

二诊（2014 年 7 月 4 日）：服药后，环形红斑消失，痒止，继进上方 6 剂，继服龙胆泻肝丸。

患者服药后告愈。

（九）过敏性紫癜

周某，女，15 岁，2016 年 6 月 12 日初诊。

病史：患者曾被西医诊为过敏性紫癜，经过 1 个月治疗，效果不显。

主证：足背紫暗，呈淡紫，微肿，踝上散有瘀斑，尿黄，便秘，近日转稀便，也不是一天一行，为 2～3 天一便，舌边略红，苔黄腻，脉濡滑。

中医诊断：血证。

辨证：湿热郁毒，入营动血。

治法：清热化湿，凉血解毒。

处方：黄柏 15 克，苍术 10 克，薏苡仁 30 克，生白术 30 克，制大黄 15 克，土茯苓 60 克，地肤子 15 克，生地黄 30 克，玄参 15 克，野菊花 15 克，川牛膝 15 克。6 剂。

煎服法：水煎服，日 1 剂。

二诊（2016 年 6 月 18 日）：患者服药后见好，但大便不成形，仍 1～2 天一行，舌上还有些小瘀点。

处方：上方加枳壳 12 克，赤芍 15 克，槟榔 10 克，木香 10 克。继用 6 剂。

之后患者连服上方加减 20 余剂后愈。

按语：本案紫癜发于足及小腿部，足背部微肿，湿从下起，风从上受，尿黄，便稀为湿热，大便稀而 1～3 天一行。

本方以四妙散加大黄、土茯苓、地肤子清下焦湿热，因其舌边红，故加野菊花以清肝解毒，恐利湿伤阴而加生地黄、玄参。湿热缠绵难愈，故经过1个月的治疗方愈。

三、周围血管病证

（一）静脉炎

例一 王某，男，60岁，郊区农民，1995年6月初诊。

主证：双下肢鲜红，溃烂，疼痛，无法参加劳动，故来治疗。诊得舌红而紫，脉数。

西医诊断：静脉炎。

中医诊断：脉痹。

辨证：瘀而化热。

治法：化瘀解毒。

处方：金银花30克，忍冬藤30克，王不留行20克，水蛭10克（打），鸡内金15克（打），怀牛膝30克，玄参30克，薏苡仁30克，土鳖虫15克（打），地龙15克，木瓜15克，丹参25克。6剂。

煎服法：水煎服，日1剂。

患者服后大见成效，继进上方6剂，告愈。

例二 刘某，女，46岁，1995年8月15日初诊。

主证：双下肢静脉曲张，每条小腿都有一黑色硬块，舌质暗，脉弦。患者素有胆囊炎。

中医诊断：筋瘤。

辨证：气虚血瘀。

治法：补气，活血化瘀，调肝补肾。

处方：怀牛膝 100 克，王不留行 100 克，水蛭 100 克，鸡内金 140 克，丹参 100 克，地龙 100 克，黄芪 100 克，连翘 100 克，红花 100 克，巴戟天 100 克，郁金 50 克。1 剂。

煎服法：粉细末，每服 6 克，日 2 次。

二诊（1995 年 11 月 15 日）：患者服药后，查小腿部的黑色硬块均已消失，疗效显著，遂要求再配 1 剂继续服用。

患者再服 1 剂后告愈。

按语： 例一、例二都以四妙勇安汤为基本方，在此基础上加了活血化瘀之品，特别是水蛭与鸡内金、地龙的配合起到了重要作用。第一例有明显炎症表现，所以加金银花、忍冬藤来解毒。我后来在临床中又遇到几例，特别是女性得此病较多，并往往有胆囊炎病史，所以第二例中加郁金以理气解郁。

（二）硬皮病

张某，男，20 岁，2006 年 9 月 4 日初诊。

主证：右上腹有一处皮肤发硬，大小约 12 厘米 ×6 厘米，色褐黑，表面粗糙，感到乏力，舌少苔，脉数。患者曾到哈尔滨等多地医院治疗，诊断为硬皮病，但没有治愈。

中医诊断：皮痹。

辨证：肝郁气滞，气阴两虚。

治法：理气化瘀，补气阴。

处方：柴胡 10 克，当归 15 克，白芍 15 克，丹参 30 克，川楝子 15 克，桃仁 15 克，红花 15 克，川芎 15 克，玄参 15 克，生地黄 15 克，薄荷 10 克，青皮 15 克，牡丹皮 15 克，生牡蛎 30 克，黄芪 30 克，桑寄生 15 克，赤芍 15 克，鸡血藤 30 克，伸筋草 15 克。12 剂。

煎服法：水煎服，日1剂。

患者服后效果明显好转，之后多次来诊，根据四诊合参在原方上加白术、藿香或枳壳；又有左寸脉虚，胸闷时加瓜蒌薤白半夏汤和茯苓；因原来舌少苔，后舌苔白腻，遂加制何首乌。患者前后总共服100多剂，硬皮处变软，面积逐渐变小，逐渐与正常皮肤一样。

按语：该患年值20岁，正是上大学时，但他没有考上大学，面临就业等问题，心情不舒，根据患处的位置、年龄与处境等因素，我从肝脾入手，从气滞血瘀、血虚、痰湿阻滞入手，攻补兼施，取得了满意效果。

常见妇科病证辨证治疗

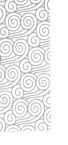

一、月经病

（一）月经过少

例一　仓某，女，31 岁，2015 年 5 月 22 日初诊。

主证：月经量少，月经延后，偶有血块，月经色黑，半夜感到心慌。偶有乳胀，大便 3 ～ 4 天一行，但并不干燥，尿稍黄，舌淡苔白，脉右寸、关虚弦，左寸关尺虚。

中医诊断：月经量少。

辨证：血虚夹瘀滞。

治法：补血，理气化痰，温暖下焦。

处方：当归 15 克，白芍 15 克，熟地黄 30 克，桑椹 15 克，黄精 15 克，栀子 10 克，柴胡 7.5 克，槟榔 15 克，木香 15 克，枳壳 15 克，乌药 15 克，茴香 10 克，赤芍 15 克，鸡内金 15 克，生白术 30 克，茯苓 15 克。6 剂。

煎服法：水煎服，日 1 剂。

患者服用上方加减 1 个月后，愈。

例二　连某，女，23 岁，2015 年 4 月 9 日初诊。

主证：月经量少，易生气，时不寐，大便不爽，尿黄，舌尖红，苔燥，脉左关弦，右关缓，左寸弦。

中医诊断：月经量少。

辨证：血虚，肝郁气滞，气郁化火。

治法：疏肝理气，健脾补血，养心安神。

处方：柴胡 7.5 克，川楝子 15 克，白芍 20 克，当归 15 克，茯苓 15 克，白术 15 克，薄荷 10 克，甘草 10 克，首乌藤 30 克，炒酸枣仁 15 克（打），丹参 25 克，败酱草 20 克，栀子 6 克，牡丹皮 15 克，枳壳 15 克，香附 10 克。6 剂。

煎服法：水煎服，日 1 剂。

二诊（2015 年 4 月 16 日）：患者服药后效果见强，但月经量少。上方加川芎 15 克，熟地黄 50 克。6 剂，水煎服，日 1 剂。

按语： 例一月经量少且舌淡苔白，为血虚；月经延后为下焦有寒；偶有血块为有瘀；月经色黑，又两尺脉虚，为肾有寒；血海者，肾主之，肾者，寒水也，夜属阴，血属阴，阴血少而不养心故心悸；乳胀为肝郁气滞；气滞有瘀故大便 3～4 天一行。故方中以当归、白芍、熟地黄、桑椹、黄精补血，以柴胡、栀子、赤芍、乌药疏肝解郁，以槟榔、木香、枳壳、生白术行瘀导滞，以茴香温暖下焦。药中肯綮，立竿见影。例二月经量少且舌苔较燥，为血虚所致；易生气、大便不爽均为肝郁气滞；时不寐、尿黄、舌尖红为肝郁化火，上扰心神。所以方以疏肝理气健脾补血，养心安神。初诊药后其易生气、不寐、大便不爽、尿黄均见好转，但月经量少，又加川芎、熟地黄，构成补血专方四物汤。初诊时没有加川芎、是考虑其肝脉较弦大，恐再引动肝火，故未加川芎。方药对症，故疗效迅速。应该指出栀子对于气郁化火很有效，炒酸枣仁、丹参、首乌藤配合，对气郁化火引起的失眠很有效。

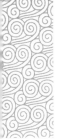

（二）痛经

例一 刘某，女，42 岁，2004 年 3 月 4 日初诊。

主证：月经时前时后，来潮腹痛剧烈，足凉，舌紫暗，脉两尺虚，余弦。

西医诊断：子宫内膜异位症。

中医诊断：痛经。

辨证：肝郁气滞，少腹寒瘀。

治法：活血化瘀，温经止痛，疏肝理气。

处方：柴胡 7.5 克，当归 15 克，赤芍 15 克，白芍 15 克，白术 15 克，茯苓 20 克，川牛膝 15 克，薄荷 10 克，甘草 15 克，茴香 15 克，干姜 15 克，熟地黄 30 克，延胡索 15 克，五灵脂 15 克，肉桂 15 克，红花 15 克，水蛭 10 克。30 余剂。

煎服法：水煎服，日 1 剂。

来潮时腹已不痛，足已转温，后无复发。

按语：本方以少腹逐瘀汤和逍遥散合方加减而成，特别是用了活血化瘀较强的水蛭。

例二 贾某，女，22 岁，2014 年 1 月 23 日初诊。

主证：来潮腹痛，并吐泻，已来月经 5～6 天，舌苔剥落，脉左关弦劲，右脉虚。

中医诊断：痛经。

辨证：肝郁脾虚，气阴两虚。

治法：调理肝脾，补气阴。

处方：藿香 15 克，白芷 15 克，紫苏 15 克，大腹皮 15 克，苍术 10 克，白术 10 克，陈皮 15 克，半夏 15 克，茯苓 15 克，薏苡仁 20 克，白扁豆 15 克，沙参 15 克，防风 15 克，山药 25 克，柴胡 7.5 克，白芍 25 克，大枣 7 枚（擘）。6 剂。

煎服法：水煎服，日 1 剂。

二诊（2014 年 1 月 31 日）：腹痛止，月经停止，但手心热，上次月经时有少量血块，按上方加丹参，再服 6 剂。

2014 年 3 月 11 日其奶奶来看病时告知，贾某再来月经时没有痛经了。

（三）闭经

例一　刘某，女，38 岁，1998 年 12 月 25 日初诊。

主证：闭经 2 个月，闭经前月经有血块，便秘，舌白苔，舌边有紫色瘀斑，瘀点，脉弦，两尺沉状。

中医诊断：闭经。

辨证：血瘀证。

治法：理气化瘀，补肾通下。

处方：乌药 15 克，怀牛膝 30 克，莪术 15 克，当归 15 克，桃仁 15 克，青皮 15 克，木香 10 克，红花 15 克，山楂 30 克，大黄 15 克，白芍 15 克，土鳖虫 10 克，香附 15 克，川芎 15 克，炙甘草 6 克。6 剂。

煎服法：水煎服，日 1 剂。

患者服药后月经恢复。

按语：本方以青皮、木香、香附、乌药、莪术、当归、桃仁、红花、川芎、土鳖虫理气化瘀，以怀牛膝、山楂、大黄通便，白芍配当归、川芎以补血且缓和大黄之性猛，重用怀牛膝补肾通便。方药对证，故显效。

例二　赵某，女，20 岁，1997 年 7 月 5 日初诊。

主证：闭经半年多，形体肥胖，满月脸，牛背腰，心烦少寐，多毛，舌形小，脉两尺虚。

中医诊断：闭经。

辨证：肾虚，血瘀。

治法：补肾，行气活血。

处方：茴香10克，干姜10克，延胡索15克，五灵脂15克，没药15克，川芎15克，当归15克，蒲黄15克，肉桂10克，赤芍15克，鸡内金15克（打），淫羊藿20克。6剂。

煎服法：水煎服，日1剂。

二诊（1997年7月13日）：患者服药后月经来潮。根据该患的特点，肥胖、闭经又多毛，我怀疑其患皮质醇增多症。该患考大学分数不够，被中专录取，上学期间只能吃点面药。于是按补肾、调心肝、健脾补血拟方。

处方：枸杞子100克，菊花100克，生地黄100克，五味子50克，当归50克，赤芍50克，白芍50克，麦冬50克，泽兰50克，川芎50克，郁金50克，西洋参50克，香附50克，山茱萸100克，牡丹皮50克，生山药100克，杜仲100克，莲子心100克，泽泻100克，熟地黄100克，川楝子50克，龟甲100克，生牡蛎100克，炒酸枣仁100克。1剂。

煎服法：粉细末，每服6克，日2次。

第二年，患者放暑假回家，其家人简直不敢认她了，她变苗条了，BMI基本正常，并且月经一直正常。

例三 韩某，女，30岁，2010年11月3日初诊。

主证：经常闭经，一年来潮不了几次，不孕，舌有紫气，瘀象，脉两尺虚。

中医诊断：闭经。

辨证：肾虚证。

治法：补肾健脾强心。

处方：补骨脂10克，川续断15克，桑寄生15克，白术30克，巴戟天30克，红参15克，杜仲15克，菟丝子15克，山药25克，芡实15克，附子5克，肉桂10克，黑豆30克，丹参20克，熟地黄25克，泽泻15克，五味子6克，怀牛膝15克，川芎12克。6剂。

煎服法：水煎服，日1剂。

患者服药后月经来潮，又来寻方索药，继进上方以巩固治疗。患者服用一个月后，月经正常，再没有发生闭经。

按语：例一主要原因是瘀滞，所以重用怀牛膝补肾、通便，重用山楂化瘀通便，还有大黄与土鳖虫（下瘀血汤），与其他常用理气化瘀药配合，使月经来潮。例二先服少腹逐瘀汤，月经来潮，但是否能持久还是未知之数。根据该患具有皮质醇增多症的特征，按此以补肾之法配合服药面以巩固之。结果取得很好疗效。例三舌、脉象表现为肾虚且有瘀，按此方拟以补骨脂、桑寄生、川续断、巴戟天、杜仲、菟丝子、黑豆、熟地黄、怀牛膝、泽泻，白术、山药、芡实健脾且补肾，丹参、川芎活血化瘀，红参、附子、肉桂温阳补气，增加补肾作用。全方总之以补肾为中心，其余助之。肾气足则天癸行，月经来潮。

（四）崩漏

例一　栾某，女，40岁，1989年12月16日初诊。

主证：口苦，呕吐，心烦，时寒热，咳嗽，近月来月经不止，舌淡暗苔白，脉弦。

中医诊断：崩漏。

辨证：热入血室，属少阳病。

治法：和解少阳。

处方：红参15克，柴胡15克，黄芩15克，半夏15克，生姜15克，大枣6枚（擘），牡丹皮15克，当归15克，藕节30克，白茅根30克，枇杷叶15克，生地黄15克。2剂。

煎服法：水煎服，日1剂。

二诊（1989年12月19日）：患者服上方2剂后，呕吐、崩漏皆止，但仍咳嗽。

处方：上方加桔梗15克，五味子15克，天花粉20克。

三诊（1989年12月23日）：患者服药后咳止，痊愈。

例二　王某，女，32岁，1996年5月29日初诊。

主证：月经淋漓不断，平时易生气，纳差，形体消瘦，语言无力，腰酸腿软，少寐多梦，舌淡苔白，脉左关弦，右关虚，右尺沉。

诊断：崩漏。

辨证：肝郁脾虚，心肾阴虚。

治法：补肝肾，疏肝健脾，养心安神。

处方：女贞子15克，墨旱莲15克，熟地黄40克，枸杞子20克，柴胡7.5克，白芍15克，茯苓15克，白术20克，陈皮15克，藕节50克，地榆15克，仙鹤草15克，生地黄30克，黄芩10克，栀子7.5克，炒酸枣仁15克（打），川续断30克，红参15克，阿胶15克（兑服），生龙骨30克（先煎），生牡蛎30克（先煎），薄荷6克，生姜15克，甘草10克，牡丹皮15克。6剂。

煎服法：水煎服，日1剂。

患者服后血止眠安，感觉身体有点力气了，汤药停，嘱其常服加味逍遥丸、人参归脾丸。

例三 乔某，女，60岁，2001年8月初诊。

主证：已确诊子宫癌，大流血不止，打止血针无效，面色萎黄，口苦，纳差，苔黄腻，脉左关弦数。

诊断：崩漏。

治法：和解少阳，清热止血，补虚抗癌。

处方：柴胡15克，黄芩15克，半夏15克，薏苡仁50克，藕节50克，海螵蛸20克，太子参30克，黄芪30克，沙参30克，天花粉20克，白茅根30克，半枝莲30克，地骨皮15克，地榆15克，生地黄15克，阿胶15克（兑服），白芍30克，山药30克，生牡蛎30克，三七粉10克（分两次服）。3剂。

煎服法：水煎服，日1剂。

二诊（2001年8月，初诊三日后）：患者服药后血止，仍口苦纳差。予小柴胡汤3剂，水煎服，日1剂。服后饮食好转，自动停止来诊治疗。

按语：面色萎黄为脾虚血虚，口苦、纳差、脉左关弦数、舌苔黄腻为肝郁肝有火，脾胃有湿热，故方以柴胡、黄芩、半夏、山药、生牡蛎，调和肝郁以止血，以藕节、白茅根、海螵蛸、地榆、阿胶、生地黄、三七凉血止血，以薏苡仁、太子参、黄芪、沙参、半枝莲抗癌且补虚，清肝之热。方药对证故血止，后专以小柴胡汤治愈其口苦纳差。

例四 关某，女，46岁，2015年6月4日初诊。

主证：月经淋漓不断10多天，流血鲜红，流血时腹痛，口干，乏力，大便干燥，舌淡苔白，脉左寸缓大，余脉虚。查B超示子宫内膜增厚。

中医诊断：崩漏。

辨证：血热型，气血已虚。

治法：清热止血，补血，补气滋阴。

处方：地骨皮15克，生牡蛎50克，阿胶15克（兑服），栀子10克，生地榆15克，黄芩15克，藕节50克，白茅根30克，甘草15克，沙参20克，黄芪25克，当归15克。6剂。

煎服法：水煎服，日1剂。

二诊（2015年6月10日）：见好，右脉虚。

处方：上方加生山药50克，党参20克，白术15克，茯苓15克，健脾以统血。6剂。

煎服法：水煎服，日1剂。

患者服2剂后，来电话说流出大血块，询问还可以继续服药吗？我回答可以。患者服后愈。嘱其常服逍遥丸或加味逍遥丸及人参归脾丸。

例五 郭某，女，40岁，2015年3月7日初诊。

主证：月经淋漓不断已9个月，经血色深红，时暗红，2个月之前，月经有2个月未来，口干，尿黄，舌质淡红，白苔，右脉虚，左细弦。

西医诊断：子宫内膜增厚。

中医诊断：崩漏。

辨证：血热，血虚，脾虚。

治法：清热，止血，补血，健脾。

处方：生地黄 30 克，地骨皮 15 克，生牡蛎 50 克，阿胶 15 克（兑服），炒栀子 6 克，地榆 15 克，黄芩 15 克，藕节 50 克，白茅根 30 克，棕榈炭 10 克，甘草 10 克，黄芪 25 克，沙参 20 克，生山药 50 克，白术 15 克。10 剂。

煎服法：水煎服，日 1 剂。

患者服完药后，效果明显，要叫其母亲再抓 10 剂邮去，后愈。

按语：对于崩漏，①根据四诊辨清是血热还是气虚。②根据实际情况，不论血热还是气虚均可选用大量生山药（50 克以上）。③化瘀止血，注意选用藕节、白茅根；凉血止血注意选用地榆。④口干伤阴者，选用沙参、天花粉；乏力者可加黄芪。⑤注意是否有热入营血的证候。⑥地骨皮有调节自主神经的作用，且凉血清热，去下焦肝肾虚热，古方用之捣汁或煎服治吐血、尿血；栀子专治气郁化火，治血病宜炒用。

二、带下病

（一）黄带

刘某，女 14 岁，2010 年 8 月 4 日初诊。

主证：带下黄，素日易崩漏，舌苔黄燥，舌质红，脉弦数。

中医诊断：黄带。

辨证：下焦湿热。

治法：清下焦湿热。

处方：车前子 20 克（包煎），白芷 15 克，败酱草 25 克，牡丹皮 15 克，忍冬藤 30 克，地榆 15 克，黄柏 25 克，天花粉 20 克，芡实 15 克。6 剂。

煎服法：水煎服，日 1 剂。

按语：《傅青主女科·带下》说："夫带下俱是湿证。而以'带'名者，因带脉不能约束而有此病，故以明之。"治疗大法宜补脾胃之气，佐以疏肝或清肝之品。患者年仅 14 岁，胞脉空虚易感秽浊湿毒，舌质红、脉数、黄带均为热象，方以牡丹皮、地榆清热凉血，以败酱草、黄柏、忍冬藤清热解毒，车前子、白芷、天花粉排脓利湿，芡实健脾固肾。方药对证，所以见效快。

（二）赤带

宋某，女，33 岁，2010 年 7 月 2 日初诊。

主证：带下色红，似血非血，淋漓不断，舌质稍红，苔黄脉数。

中医诊断：赤带。

辨证：肝郁化，克脾。

治法：清肝补脾，养血。

处方：白芍 30 克，当归 30 克，生地黄 25 克，阿胶 15 克（兑服），黄柏 10 克，牡丹皮 15 克，牛膝 15 克，香附 10 克，黑豆 30 克，败酱草 20 克，大枣 6 枚（擘）。6 剂。

煎服法：水煎服，日 1 剂。

二诊（2011 年 8 月 3 日）：时已过一年，患者来诊所寻找上方，言去年服此方好了，今年赤带又发作，现在身还起湿疹。查苔黄腻，舌质红，脉数。

处方：上方加苦参 15 克，茵陈 25 克，忍冬藤 30 克，连翘15克，地骨皮15克，蒺藜20克，生牡蛎30克（先煎），生龙骨30克（先煎）。6剂。

煎服法：水煎服，日1剂。

另嘱咐配合服用湿毒清胶囊。

患者共服12剂，愈。

按语：该例为赤带，《傅青主女科》说："夫赤带亦湿病。湿是土之气，宜见黄白之色，今不见黄白而见赤色者，火热故也。火色赤，故带下亦赤耳。""妇人忧思伤脾，又加郁怒伤肝，于是肝经之郁火内炽，下克脾土，脾土不能运化，致湿热之气蕴于带脉之间，而肝不藏血，亦渗于带脉之内……所以似血非血之形象，现于其色也。"治以清肝养血为主，重用白芍平肝柔肝，牡丹皮凉肝用，当归、阿胶滋肝养血止血，加香附理气使气不有余，使肝木不克脾土，则脾能胜湿。加黄柏、败酱草清肝清热，用黑豆以补肾，大枣补脾气养血。药物配合得当，其效如神。

三、前阴病

阴肿

刘某，女，28岁，2005年7月27日初诊。

主证：前阴部阴唇左侧处忽然发生肿痛，有硬结如蚕茧高起，稍红，行动不便，左关脉弦大。

西医诊断：前庭大腺囊肿继发感染。

中医诊断：阴肿。

辨证：肝经湿热。

治法：清肝火，利湿热。

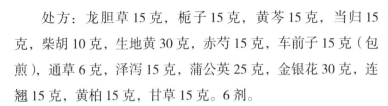

处方：龙胆草 15 克，栀子 15 克，黄芩 15 克，当归 15 克，柴胡 10 克，生地黄 30 克，赤芍 15 克，车前子 15 克（包煎），通草 6 克，泽泻 15 克，蒲公英 25 克，金银花 30 克，连翘 15 克，黄柏 15 克，甘草 15 克。6 剂。

煎服法：水煎服，日 1 剂。

第二年，患者本人没有来，派其母亲前来，说上次服了 6 剂药，效果很好，因家住市里，来诊所太远了，不方便，叫我来再给她抓几剂。她说现在患处要出脓，是否再加点药？于是在上方基础上加皂角刺 15 克，白芷 15 克，忍冬藤 30 克，黄芪 30 克。6 剂，水煎服，日 1 剂。

按语：足厥阴肝经之脉，过阴器，再者其左关脉弦大，也说明肝经确为有火，所以处方以龙胆泻肝汤为基础方。清肝经湿热加蒲公英、金银花、连翘和黄柏，清热解毒；加赤芍活血化瘀且凉血。药用对证，故疗效迅速。第二年，因又复发派其母亲前来，言有出脓之势，所以加了皂角刺、白芷、忍冬藤和黄芪，帮助排脓。嘱其母亲应劝女儿心情舒畅。后来患者告愈。

常见儿科病证辨证治疗

一、肺系病证

（一）肺炎

贾某，男，9 岁，2016 年 12 月 1 日初诊。

病史：西医诊断为肺炎，静脉点滴 10 余天，咳喘仍不减。

主证：鼻塞，饮水正常，咳喘晨起较重，卧也咳，手心发热，大便基本正常，偶有消化不良，舌质红，舌中间黄腻苔，脉右寸弦大，关次之，尺虚，左脉同右。

中医诊断：肺炎。

辨证：肺热。

治法：清肺解毒，消炎祛痰。

处方：炙麻黄 5 克，杏仁 10 克，生石膏 30 克，甘草 6 克，薏苡仁 30 克，陈皮 15 克，半夏 10 克，茯苓 15 克，葶苈子 15 克，冬瓜仁 15 克（打），金银花 15 克，连翘 15 克，鱼腥草 25 克，前胡 15 克，黄芩 15 克，片姜黄 10 克，天花粉 15 克，芦根 30 克。6 剂。

煎服法：水煎服，每剂服 1 天半。

二诊（2016 年 12 月 2 日）：服药期间发热 38.4℃，自然可降至 37.8℃，又升至 38.4℃，发热恶寒，无汗。因为此间孩子坚持上学上课，可能着凉劳累，复感。此时药还剩 2 剂未服，故在方中再加青蒿 10 克（后下），僵蚕 10 克，蝉蜕 6 克，防风 15 克，荆芥 15 克（后下），薄荷 15 克（后下），牛蒡子 10 克（打）。2 剂。水煎服，每剂服 1 天半。

患儿服药后愈。

按语：该患咳喘晨起较重，且有卧咳，说明其胸中有痰，所以在麻杏石甘汤和千金苇茎汤中又加陈皮、半夏和葶苈子；为了加强抗邪毒的作用，又加金银花、连翘和鱼腥草，且配前胡顺气止咳；加天花粉因之喜饮水，且其有助排浓痰的作用；在治疗中间又突然发热，呈波浪型，所以方中又加青蒿，且加升降散之僵蚕、蝉蜕，还加了防风、荆芥、牛蒡子、薄荷宣发风热。药用对症，故迅速痊愈。

（二）顿咳

例一　周某，男，6 岁，1982 年 5 月 11 日初诊。

主证：阵发性、痉挛性咳嗽，每咳时憋得面目通红，甚至流泪，当咳吐食物或痰涎时方止，咳已半月。服消炎药及各种止咳西药均不见效，多次服鸡苦胆亦无效。舌苔薄白，微黄少津，舌质略红，脉弦数。

中医诊断：顿咳。

辨证：肝火犯肺，肺失肃降。

治法：平肝息风解痉，清肺化痰止咳。

处方：僵蚕 10 克，钩藤 15 克（后下），代赭石 25 克，郁金 10 克，旋覆花 6 克（包煎），枇杷叶 15 克，陈皮 15 克，前胡 15 克，白芥子 10 克（打），牛蒡子 10（捣），杏仁 10 克，茯苓 15 克，赤芍 15 克，紫菀 15 克，冬花 15 克，甘草 10 克。6 剂。

煎服法：水煎服，分服 9 天。

患儿服药 2 天后明显见效。1 周后，基本上不咳嗽了，服 9 天后愈。

例二　张某，男，4 岁，1986 年 11 月初诊。

主证：其母代诉，孩子经常患肺炎住院，没好几天，又咳嗽，曾于某院打针服药，不见好。孩子领入诊室，正值其咳嗽发作，痉挛性咳嗽，憋得面红耳赤，痉咳后吐出痰涎而止，无寒热，舌质略红，薄黄，脉弦。

中医诊断：顿咳。

辨证：肝旺肺热。

治法：平肝，清肺，理气止咳。

处方：代赭石 25 克，郁金 5 克，天麻 5 克，钩藤 5 克，僵蚕 5 克，牛蒡子 5 克，枇杷叶 10 克，杏仁 5 克，陈皮 10 克，前胡 10 克，白芥子 5 克，黄芩 5 克，旋覆花 5 克，甘草 5 克。3 剂。

煎服法：水煎过滤后服，日 1 剂。

患儿共服 6 剂而愈。

按语：顿咳的特点是阵发性、痉挛性咳嗽，咳时憋得面红耳赤，当咳吐痰涎或食物时暂止，痉咳后伴有特殊的吸气性回声。西医学的百日咳与中医学的顿咳病机基本相同，百日咳是顿咳的深入发展，由肝火引动肝风，"肝主风"，"风胜则动"，所以出现痉挛性咳嗽。

因此在治疗上，不仅需要治肺，同时必须治肝，息肝风，常选用钩藤、僵蚕、代赭石等解痉平肝息风之药。风也是气，气流动便是风，所以要理气、顺气、降气，使风胜变为和气，常选用枇杷叶、陈皮、前胡、郁金和旋覆花等。止咳药常选用滋阴润肺、化痰止咳之品，如紫菀、冬花、杏仁等。这里选用白芥子因其利气散结，来治皮里膜外之痰；这里还选用了牛蒡子，是因其疏散风热并解毒利咽散结，能升能降，力能解毒，凡肺有郁火，肺经风热，悉亦用此。药用对症，所以如此顽固难愈之咳，迅速痊愈。

本人用此方治痉挛性咳嗽、百日咳，痊愈者不计其数，基本上治一个，好一个，一般6天之后即可解除咳嗽。

（三）鼻增殖体肥大

王某，男，6岁，2016年1月7日初诊。

主证：鼻塞，睡觉打呼噜，形体肥胖，喜俯卧位睡，便秘，咳嗽，清嗓子，尿黄，西医检查示鼻增殖体肥大，舌苔略黄，舌质暗，脉弦数。

辨证：肺与大肠瘀滞而生痰化火，又伤阴。

治法：清肺导滞散结，滋阴祛火化痰。

处方：柴胡5克，当归15克，浙贝母15克，辛夷5克，栀子15克（捣），玄参30克，神曲15克，山楂片15克，连翘15克，枳壳15克，茯苓15克，半夏15克，陈皮15克，莱菔子15克（打），射干15克，淡竹叶15克，甘草10克，生地黄30克，牛蒡子10克（捣），杏仁10克。3剂。

煎服法：水煎服，分6天服。

患者时过约2个月又来诊，说服上药3剂后，诸症均愈。过一段时间，又复发，寻找上方，又抓6剂，服之愈。

嘱之饮食有节，纳食不要过多，加强体育锻炼，注意避免感冒。

按语：鼻增殖体肥大在临床中屡见不鲜。西医学认为鼻增殖体属淋巴组织。中医学认为鼻增殖体肥大与阴虚生内热、炼液生痰核有关，因此选用了玄参、浙贝母、牛蒡子、连翘等滋阴散结、抗痨之药。

我又发现，患此病的小孩多为能食而胖者，又手足心热，其感冒时多为颌下淋巴结肿大或痛，老百姓多称为"食火"，因此我们选用了保和丸消食导滞，化痰滞而清热，又增栀子加强清三焦之热。该患者喜俯卧睡，古代中医儿科专家钱乙认为这是心火，因此选用淡竹叶、生地黄、甘草等导去心火，又选了少量柴胡、辛夷以通鼻窍，当归补血，润肠润肺。总之，全方滋阴散结，导滞化痰，上中下三焦统治，疗效确实。

对鼻增殖体肥大也应辨证治疗，对于流涕（清涕或浊涕）或有表证者，可用金银花15克，连翘15克，薄荷15克，荆芥15克，白芷15克，羌活15克，麦冬20克，黄芩15克，天花粉20克，牛蒡子10克；有痰、打呼噜者加白芥子、陈皮、半夏、茯苓、葶苈子，有效。

（四）湿温

例一　王某，男，5岁，1987年7月29日初诊。

病史：该患于1987年7月13日入医院治疗，西医诊断为左髂部脓肿，切开清创后，每日换药，并静脉点滴抗生素，但持续高热，呈弛张型不退，查不到病灶，于是转中医科治疗。

主证：高热不退，体温39.5℃，午后及夜间发热较甚，发热恶寒，不欲饮水，小便较少，舌淡红，苔白腻稍黄厚燥，脉促。

中医诊断：湿温。

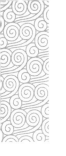

辨证：肝经湿热，且化燥伤阴，病在卫分、气分。

治法：清肝经湿热，卫气同治而辛凉解表，清热解毒，滋阴凉血。

处方：金银花 15 克，连翘 15 克，薄荷 10 克（后下），黄芩 10 克，青黛 15 克（包煎），知母 15 克，生地黄 25 克，玄参 20 克，地骨皮 15 克，牡丹皮 15 克，淡竹叶 15 克，白茅根 20 克，青蒿 15 克。2 剂。

煎服法：水煎服，日 1 剂。

二诊（1987 年 7 月 31 日）：体温基本正常，诸症均减，继进上方 2 剂。

患儿服药后愈，于 1987 年于 8 月 4 日出院。

按语： 王某由西医住院病房转来，发热恶寒。我们认为有一分恶寒，就有一分表，所以方中用了金银花、连翘、薄荷辛凉解表，且金银花、连翘对化脓性感染患者有较好的效果。用青黛清热解毒，本人认为青黛在高热不退的疾病中起到了重要的画龙点睛作用。根据发热特点，午后及夜间较甚、舌燥均说明热邪伤阴，故在方中用了生地黄、玄参、牡丹皮、青蒿、地骨皮、知母滋阴清热。该患在经西医治疗时言有尿血现象，而且尿又少，故加白茅根、淡竹叶清热利尿止血但不伤阴。在发热，特别是高热不退的案中，一定要考虑到肝，因为肝属木，木能生火，所以在处方中应用了生地黄、牡丹皮、青蒿、青黛和地骨皮等滋阴、清肝、凉肝之药。湿温发热，高热不退，以清热为主是退不了热的，而必须以利湿为重点，使身体代谢趋于正常，才能发挥清热作用。

后来隔了好几天，患儿再来看病时，其家长说上次感冒开

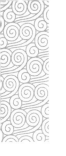

172

了 3 剂药，喝了 1 剂就好了。

例二　刘某，女，3 岁，2011 年 4 月 23 日初诊。

主证：发热，呕吐，便稀，大便日 3～4 次，尿黄，舌质红赤，苔黄腻，脉数。

中医诊断：湿温。

治法：宣化湿热，透邪外达。

处方：杏仁 10 克，滑石 15 克，通草 5 克，白蔻仁 5 克（捣，后下），淡竹叶 10 克，厚朴 10 克，薏苡仁 25 克，姜半夏 10 克，蝉蜕 6 克，僵蚕 10 克，苍术 10 克，青蒿 10 克（后下），黄芩 15 克，青黛 10 克（包煎）。1 剂。

煎服法：分 2 天服，每剂水煎 2 次共 250mL，每服 30～40mL，日 3～4 次。

患儿服后立效，热退，咳止，吐泻均止，饮食正常。

例三　范某，男，30 个月，2016 年 4 月 11 日初诊。

病史：患儿来诊前发热咳喘，嗜睡，某院诊为肺炎、轻度脑炎，但患儿家长拒入院治疗，遂转至外院，诊断结果同前，因没有好的治疗方法，家长寻求中医诊治而来。

主证：发热 37.4℃，有汗，手足凉，咳喘，嗜睡，纳差，两颧发红，不欲饮水，尿黄，大便正常，舌质淡红，舌苔黄腻，指纹紫，化验示白细胞正常。

西医诊断：肺炎。

中医诊断：湿温。

辨证：湿毒犯肺，蒙蔽清窍。

治法：止咳平喘，清热利湿，芳香化浊，开窍。

处方：炙麻黄 5 克，杏仁 10 克，生石膏 20 克，甘草 6

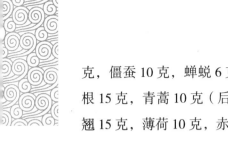

克，僵蚕 10 克，蝉蜕 6 克，片姜黄 10 克，淡竹叶 10 克，芦根 15 克，青蒿 10 克（后下），黄芩 15 克，金银花 15 克，连翘 15 克，薄荷 10 克，赤芍 15 克，薏苡仁 20 克，郁金 15 克，石菖蒲 10 克，法半夏 10 克。1 剂。

煎服法：水煎服，日 1 剂。

二诊（2016 年 4 月 14 日）：诸症见轻，特别是嗜睡减，大人安，舌苔黄腻转舌苔白腻，舌质淡红转为舌质红，晚上睡觉时咳嗽，纳差。

处方：上方加葶苈子 15 克，白蔻仁 5 克（捣，后下）。继用 3 剂，水煎服，分服 6 天。

患儿服后愈。

例四　周某，男，12 岁，2012 年 9 月 16 日初诊。

主证：发热，眩晕，咽红肿痛，有清涕，大便稀，尿不黄，晨起大便 2 次，便稀，舌苔白腻，质淡，脉弦数。

中医诊断：湿温。

辨证：湿遏卫气。

治法：清热解毒，宣化表里之湿。

处方：金银花 15 克，连翘 15 克，桔梗 15 克，甘草 10 克，防风 15 克，荆芥 15 克，僵蚕 10 克，薏苡仁 20 克，蝉蜕 6 克，厚朴 10 克，半夏 10 克，薄荷 10 克，片姜黄 10 克，茯苓 15 克，苍术 10 克，射干 15 克，豆根 15 克，黄芩 10 克，黄连 6 克，藿香 10 克。1 剂。

煎服法：水煎服，愈。

按语：其实高热不退与湿热可以一并进行讨论，因为上述两例（例一和例四）的高热不退也是湿温，只是由湿热病邪引起的急性热病。

湿温必以治湿为前提，因此，必须注重三焦气机的疏通与气化。其用药：①注意用三仁汤、甘露消毒饮、藿朴夏苓汤、藿香正气散临证加减。②清热注意应用升降散；舌苔不红，用清热解毒药，注意应用金银花、连翘；舌质红，应用青黛，或选用鱼腥草、青蒿、板蓝根、黄芩。③有肺炎者，注意配合麻杏石甘汤和银翘散。④湿闭清窍者，加石菖蒲、郁金。

二、脾胃系病证

（一）腹痛

黄某，男，7 岁，2009 年 9 月初诊。

主证：腹痛 1 周，纳差，有盗汗现象，舌质淡红，苔薄，脉弦。

西医诊断：腹内淋巴结肿大。

中医诊断：腹痛。

辨证：肝郁化火，脾失健运，痰湿内生而伤阴。

治法：消食导滞散结，清热抗痨。

处方：神曲 15 克，山楂片 30 克，莱菔子 15 克，麦芽 15 克，茯苓 20 克，陈皮 15 克，半夏 15 克，忍冬藤 30 克，连翘 15 克，黄芩 15 克，败酱草 20 克，生牡蛎 30 克，白芍 15 克，地骨皮 15 克，黄连 10 克。18 剂。

煎服法：水煎服，每日 1 剂，每剂服 2 天。

腹痛愈。查腹内淋巴结肿大已不见。

按语：本人每年都会遇到几例上证小儿患者，西医诊为腹内淋巴结肿大，其共同特点是腹痛，其他表现略有不同，有的是以小柴胡汤证出现，有的以大柴胡汤证出现。总之，治疗时要注意抗痨，用忍冬藤、败酱草、金银花、连翘、黄芩等。曾有人解释小柴胡汤证时说，其就是腹内胁下淋巴结肿大，我们应该参考。我认为大、小柴胡汤有抗结核的作用，我们用了保和丸的成分，是为了在散结的同时也消食。据我们临床观察体会，现在小儿多半有实火，是由于小儿不注意饮食，开始能吃，后来不能吃，手心发热，面颊发红，甚至如"麻土豆"样。这样的小孩易出现鼻增殖体肥大（淋巴组织）、腹内淋巴结肿大。这都是关于淋巴的问题，在用药时注意选用玄参、浙贝母、金银花、连翘、忍冬藤、黄芩、败酱草和柴胡等。

（二）腹胀

王某，男，19个月，2011年11月20日初诊。

主证：腹胀如鼓，面青，手心热，指纹青。其家长言多吃一点就不行。

辨证：肝旺，脾虚。

治法：平肝，健脾导滞。

处方：神曲15克，麦芽15克，山楂片25克，陈皮15克，砂仁10克（捣，后下），莱菔子15克（打），党参25克，白术15克，山药20克，连翘15克，生牡蛎30克，莲子15克，白扁豆15克，川芎10克，钩藤15克（后下），甘草6克。3剂。

煎服法：水煎服，日1剂。

二诊（2011年11月27日）：患儿服药后，家长言效果"挺好"。继进上方3剂。

患儿服后告愈。

按语：小儿生理特点是肝常有余，脾胃不足。该患儿面青（青属肝）、鼓胀，都与肝有关，肝不调达，疏泄失职，肝木克脾土，造成脾失健运，从而形成鼓胀。故处方以神曲、麦芽、山楂片、陈皮、莱菔子消食导滞，以党参、白术、山药、莲子、白扁豆健脾，补脾之气阴，甘草调和诸药（这里，党参与莱菔子同用实践证明是可以的）。药用对症而见效。

（三）胃痛

郭某，男，13 岁，2014 年 11 月 8 日初诊。

主证：时胃痛，按之痛增，呕吐，食后则便，不成形，病已半年许，尿黄，舌红少苔，脉弦数，两关尤甚。

西医诊断：胃炎、胃溃疡。

中医诊断：胃痛。

辨证：郁而化热，气火阻胃伤阴。

治法：清中泄热，滋阴养胃调气。

处方：吴茱萸 10 克，紫苏 15 克，黄连 10 克，蒲公英 30 克，防风 15 克，白及 15 克，海螵蛸 20 克（打），白芍 25 克，白扁豆 15 克，沙参 15 克，甘草 10 克，薏苡仁 25 克，淡竹叶 10 克，竹茹 15 克。6 剂。

煎服法：水煎服，日 1 剂。

二诊（2014 年 12 月 1 日）：患儿服药后见好，诸症减轻，因没有时间，隔了几天断药，舌上有小红点。

处方：上方加牡丹皮 15 克，赤芍 15 克，败酱草 20 克。6 剂。

煎服法：水煎服，日 1 剂。

三诊（2014 年 12 月 7 日）：胃痛止，按之也不疼了，但身起疹，略红，不痒，便稀，尿黄，舌质红赤，少苔，脉数。

处方：上方加滑石15克，芦根25克，黄芩15克，通草6克。6剂。

煎服法：水煎服，日1剂。

患儿服药后告愈。

按语：肝经火郁呕吐、食后即便，都是肝郁脾虚的表现。《素问·至真要大论》说："诸呕吐酸……皆属于热。"该患胃痛，按之痛增，舌红少苔，两关脉弦甚，医院诊断结果为胃炎、胃溃疡，辨证为肝郁化火伤阴，处方左金丸加紫苏，火郁发之，以治肝经火郁呕吐，又加海螵蛸、白及保护胃黏膜，防风平肝，白芍柔肝，白扁豆、沙参、甘草滋养胃阴，蒲公英清肝胃之热。

二诊见效，观之舌有小红点，此为血分有热，故加牡丹皮、赤芍、败酱草凉血解毒，凉血散血。

三诊身起疹，这是血分病毒外透的佳象，因势利导，由于其便稀，所以加滑石、通草、芦根、黄芩利尿，清热除疹。全方药用对症，步步为营，直到将病邪彻底驱逐而痊愈。

三、心肝系病证

（一）心肌炎

李某，女，6岁，2006年9月15日初诊。

主证：叹气频频（大喘气频频）已3个月，手心热而干，皮肤干燥，尿黄，舌质红，苔略黄腻，脉数。

西医诊断：心肌炎。

中医诊断：心悸。

辨证：气阴两虚，胸阳不振。

治法：补气阴，除温毒，宣展胸阳，降气化痰。

处方：党参 30 克，麦冬 30 克，五味子 15 克，瓜蒌 30 克，薤白 15 克，生地黄 15 克，玄参 15 克，车前子 15 克（包煎），旋覆花 15 克，地龙 15 克，杏仁 10 克，芦根 25 克，牛蒡子 15 克（捣），金银花 30 克，连翘 15 克。3 剂。

煎服法：水煎服，服 6 天。

患儿服药后显效，继用 3 剂，愈。

按语：本人临床治愈西医诊断的心肌炎多例，基本方剂是瓜蒌薤白半夏汤加金银花、连翘。临证根据症状进行具体辨证施治，方药进行加味调整。

（二）梦游

例一　许某，男，4 岁，1998 年 9 月 16 日初诊。

主证：患儿入睡 40 分钟后，起来精神失常，如鬼神所作，天天如此，已经 2 个月，舌质略红，白腻苔，脉滑数。

辨证：风痰阻窍。

治法：平肝息风安神，补心脾，化痰开窍。

处方：炒酸枣仁 25 克（打），茯苓 15 克，知母 15 克，川芎 10 克，甘草 10 克，僵蚕 10 克，钩藤 20 克（后下），地龙 15 克，石菖蒲 15 克，红参 15 克，白术 15 克。2 剂。

煎服法：水煎服，日 1 剂。

二诊（1998 年 9 月 21 日）：患儿服药后仍精神失常，但清醒快，发作时间短，近日咳嗽、鼻衄。

处方：上方加白茅根 30 克，陈皮 10 克，鱼腥草 30 克，前胡 15 克。2 剂，每剂水煎服 2 次，共剩 300mL，每服

50mL，日 3 次（共服 4 天），服后告愈。

例二　赵某，男，4 岁，2016 年 5 月 21 日初诊。

主证：每夜半睡中，突然起来，胡言乱语，过一段时间再睡下，第二天问他本人不知道夜半所为。面青，纳差，盗汗，大便稍干，舌形大紫暗，脉弦。

辨证：血瘀夹痰热。

治法：活血化瘀，清热化痰，安神。

处方：丹参 25 克，赤芍 15 克，地骨皮 15 克，竹茹 15 克，陈皮 15 克，半夏 15 克，茯苓 15 克，枳壳 15 克，山楂片 20 克，黄芩 15 克，川芎 12 克，远志 15 克，炒酸枣仁 15 个（打），知母 15 克，甘草 10 克。3 剂。

煎服法：水煎服，日 1 剂。

二诊（2016 年 6 月 2 日）：已愈。继进上方 3 剂巩固之。

按语：小儿的生理特点是肝常有余，脾胃不足。所以小儿易胆怯，肝易有火，脾运化不佳，容易生痰，夜间运化慢，血行差，故易痰蒙心窍，瘀而生风，上扰神志，神不守舍，而产生一时的精神失常。所以我们采取健脾调肝、化痰化瘀、养心安神之法。三例有共同点的病机，但根据具体差异用药有些变化，总之要以肝脾为中心，以痰瘀为基本点。

（三）过敏性紫癜

例一　马某，男，6 岁，1985 年 6 月 30 日初诊。

病史：患儿由西医儿科接诊，患儿双下肢有散在出血点 2 天，伴关节疼痛，哭闹，意识清，咽赤，扁桃体 2 度肿大，双肺呼吸音粗糙，双下肢有突出皮肤表面的丘疹，压之褪色，时关节肿胀，经血常规、胸透各方面检查，诊断为过敏性紫癜，转中医科治疗。

主证：双下肢偶见紫色瘀斑，舌淡苔白，脉濡。

辨证：脾气虚而不统血。

治法：补脾之气阴，止血。

处方：红参 15 克，白术 15 克，茯苓 15 克，炙甘草 15 克，生山药 50 克，黄芪 50 克，陈皮 15 克，藕节 50 克，白茅根 50 克。6 剂。

煎服法：水煎服，一剂分服 2 天，每日服 3 次。

二诊（1985 年 7 月 6 日）：服药后，未见出疹，原紫瘀斑消失，舌淡苔白，脉虚。继进上方 6 剂，每剂加大枣 6 枚，服后愈。

例二　周某，女，15 岁，2016 年 6 月 12 日初诊。

病史：西医诊断过敏性紫癜，经过 1 个月的治疗，效果不显，特约我治疗。

主证：足背紫暗，呈淡紫微肿，踝部散有紫斑，尿黄，便秘，近日大便转稀，但也不一天一便，为 2 ～ 3 天一便，舌边略红，苔黄腻，脉濡滑。

中医诊断：紫斑。

治法：清热化湿，凉血解毒。

处方：黄柏 15 克，苍术 10 克，生薏苡仁 30 克，制大黄 12 克，土茯苓 60 克，地肤子 15 克，生地黄 30 克，玄参 15 克，野菊花 15 克，川牛膝 15 克。6 剂。

煎服法：水煎服，日 1 剂，分服 2 次。

二诊（2016 年 6 月 18 日）：诸方面见好，但大便不成形，仍 1 ～ 2 天 1 次，舌上有些小瘀点。上方加枳壳 12 克，赤芍

15克，继用6剂，服法同前。

后上方加减连服10余剂，痊愈。

按语：中医学认为，"风从上受，湿从下起"，就是说，上身瘀斑重者，要治以祛风；下身重者，治以祛湿为主。中医学还认为脾有统血、摄血的功能，脾虚可以造成各种出血疾患，所以在治疗出血疾患时，要注意应用健脾之法，当然还要根据具体情况进行辨证论治。

第一例加用且重用了生山药，还重用了黄芪来补脾之气阴以上血。第二例以四妙散加味治疗，既清下焦湿热，又凉血化瘀。药用对症，所以均痊愈较快。

（四）眨眼频繁

王某，女，6岁，2011年1月16日初诊。

主证：弄眼，眨眼频繁，并时抬肩，便秘，舌红薄苔，脉数。

中医诊断：眨眼频繁。

辨证：阴虚生风，肝风内动。

治法：滋阴，通便，息风。

处方：当归15克，川芎15克，龙骨30克（打），羌活10克，防风15克，栀子15克，大黄15克，生牡蛎30克，玄参15克。15剂。

煎服法：水煎服，每剂分2天服，共服1个月。

患儿服药后基本上已经不见眨眼、抬肩现象，大便亦好转。

二诊（2011年9月25日）：眨眼、便秘病再次发作，再用前方，但效果不明显。查其舌质红，舌苔少，便秘，纳差，手足心热，轻微咳嗽，脉数，辨证为阴虚肝风内动。

处方：连翘15克，玄参15克，生地黄20克，麦冬20克，淡竹叶15克，白芍15克，钩藤20克（后下），水牛角30克，僵蚕10克，牛蒡子10克（打），菊花15克，蝉蜕6克，牡丹皮15克，竹茹10克，天竺黄10克，甘草10克。6剂，水煎服，每剂分2天服。

患儿服后愈。

按语： 关于眨眼病，宋·钱乙在《小儿药证直诀》说此病为肝有风，"目连扎不搐，得心热则搐。治肝，泻青丸；治心，导赤散"。初诊时参考了泻青丸加减，使之愈，时隔多日，二诊为阴虚内热，由此而致肝风内动，所以按此方而愈。病是变化的，病变药变，但离不开治肝、治心，特别是治肝。

（五）抽动秽语综合征

姚某，女，11岁，1997年5月23日初诊。

病史：因学校老师找家长反映学生不自主眨眼耸肩，清嗓，口中秽语、骂人，肢体不自主多发抽动，故家长领孩子到医院检查，医院诊断为抽动–秽语综合征。家长愿意让孩子服中药，特前来。

主证：不自主眨眼耸肩，清嗓，口中秽语、骂人，肢体不自主多发抽动，舌质红，苔腻，脉数。

辨证：阴虚血热，痰热扰神窍。

治法：滋阴化痰，芳香化湿开窍，活血化瘀。

处方：白芍10克，麦冬10克，秦艽10克，天麻10克，地龙15克，蝉蜕15克，蒺藜15克，茯神15克，陈皮15克，生龙骨15克（先煎），生牡蛎15克（先煎），钩藤30克，桑叶15克，桑枝15克，太子参20克，鳖甲20克（打），威灵仙15克，全蝎5克，益智仁10克，五味子10克，郁金10克，石菖蒲10克。6剂。

煎服法：水煎服，每日1剂，分3次服。

二诊（1997年5月30日）：患儿服6剂后症状基本消失，为巩固疗效，继进上方6剂。

患儿现已正常上学。

四、肾系病证

（一）水肿

亢某，男，4岁，1992年2月28日初诊。

主证：全身水肿，尿少而黄，咽红，手心热，烦热多动，腹胀纳差，稍咳。

中医诊断：水肿。

辨证：湿热壅盛，兼风热交侵。

治法：分利湿热，祛风解毒行水。

处方：猪苓15克，车前子15克（包煎），大腹皮15克，桑白皮15克，薏苡仁30克，白术15克，陈皮15克，杏仁10克，枳壳15克，竹茹20克，茯苓15克，栀子15克，山茱萸20克，牡丹皮15克，泽泻15克，连翘20克。1剂。

煎服法：水煎服，分服2天。

二诊（1992年3月2日）：患儿服药效果明显，继用3剂，水煎服。

患儿6天后痊愈。

按语：该患家长相信中医，故直接找中医看病。本案从四诊辨证分析，水湿之邪化热壅于肌肤之间，故全身浮肿；湿热熏蒸气化升降失常，故腹胀纳差，烦热多动，手心热；湿热下注膀胱，输化无权，故小便短赤；稍咳、咽红为风热郁肺之象。故上方以桑白皮、杏仁、连翘疏风清热，宣降肺气，以治咳嗽而通调水道；薏苡仁、白术、陈皮、枳壳、大腹皮、泽泻行气利水；以山茱萸、牡丹皮补肝肾化瘀。全方药用对症，故疗效显著。

（二）肾小球肾炎

例一 郭某，男，10 岁。

病史：西医诊断为急性肾炎，注射半个月青霉素无效，仍尿血，尿常规示尿蛋白（++），白细胞 8 ～ 12 个/高倍视野，红细胞满视野，血压 200/130mmHg，欲到河南（从电视听到的）诊治，于 1987 年 11 月 10 日出院，由熟人介绍而来，1987 年 11 月 11 日初诊。

主证：肉眼血尿，面色不华，舌淡苔白，舌中燥，脉数。

中医诊断：血尿。

辨证：湿毒内归，热毒伤阴，脾肾亏虚。

治法：清热解毒，化瘀止血，利尿，补脾肾。

处方：藕节 50 克，白茅根 50 克，杜仲 15 克，桑寄生 20 克，川续断 15 克，金银花 30 克，连翘 25 克，板蓝根 20 克，白术 15 克，生山药 20 克，茯苓 15 克，当归 15 克。2 剂。

煎服法：水煎服，服 3 天。

二诊（1987 年 11 月 14 日）：尿色转为正常，肉眼看为正常尿，家长将尿液用小瓶装着，奔走相告。但尿常规示仍有 2 ～ 8 个白细胞/高倍视野，尿蛋白（+），红细胞满视野，并大便干燥。

处方：前方加大黄15克，生地黄20克，玄参15克，甘草15克，桃仁15克。2剂。

煎服法：水煎服，服3天。

三诊（1987年11月17日）：尿蛋白（+），红细胞（15～20）/高倍视野，白细胞（0～5）/高倍视野，大便正常。

处方：大蓟15克，小蓟15克，侧柏叶15克，藕节30克，白茅根30克，生山药30克，白术15克，桑寄生15克，川续断15克，杜仲15克，益母草20克，当归20克，熟地黄25克，茯苓20克，甘草15克，石韦15克，生地黄15克，玄参15克。3剂。

煎服法：水煎服，服4天半，日服2次。

患儿共服前方加减1个多月，尿常规正常。

按语：该患儿尿血为虚中夹实，所以补脾胃又清热解毒。用藕节、白茅根活血而又止血；桑寄生、杜仲强肾而又降压；金银花、连翘清热解毒；当归补血；大便秘为津伤，疑为大量应用利尿药有关，所以加入生地黄、玄参，增液且滋阴凉血；生山药、白术健脾止血，这里的生山药用量应大些；石韦利尿止血，对尿蛋白及尿中管型有效果。

此病治到后来，尿常规示红细胞越来越少，但越不易去，此时必须有耐心。根据本人经验，少儿急性肾炎大约一个月才能恢复。

例二　毛某，男，11岁，1989年11月7日初诊。

病史：来诊前，曾于富拉尔基区某医院住院半个月，诊断为肾小球肾炎，注射青霉素等效果不显，并日渐严重，遂来诊。

主证：扁桃体略大，舌淡苔白，脉缓，尿蛋白（++），白细胞1～4个/高倍视野，红细胞满视野。

中医诊断：尿血。

辨证：湿毒内归，气血两虚，脾肾两虚。

治法：化瘀止血利尿，清热解毒，补脾肾。

处方：藕节100克，白茅根50克，生山药50克，茯苓25克，白术15克，党参25克，黄芪25克，石韦25克，桑寄生20克，川续断20克，杜仲20克，连翘30克，金银花30克。1剂。

煎服法：水煎服，日服2次，服1天。

二诊（1989年11月8日）：尿蛋白（+），红细胞6～23个/高倍视野，白细胞0～1个/高倍视野。舌淡苔白，扁桃体略大，脉缓。

处方：藕节50克，白茅根50克，桑寄生25克，川续断25克，杜仲15克，熟地黄40克，当归15克，板蓝根15克，山药50克，白术15克，党参15克，陈皮15克，附子5克。

煎服法：3剂，水煎服，日1剂，分2次温服。

三诊（1989年11月11日）：尿蛋白（-），偶见红细胞。效不更方，继用3剂。

四诊（1989年11月15日）：化验尿淡黄透明，蛋白（-），白细胞0～1个/高倍视野，草酸钙结晶多数，继用前方，加金钱草15克。15剂，日1剂，分2次温服。

五诊（1989年11月25日）：感冒，发热，咽痛，脉数，尿白细胞0～3个/高倍视野，脓细胞0～2个/高倍视野，清热解毒兼强脾肾。

处方：金银花 25 克，连翘 25 克，板蓝根 20 克，蒲公英 20 克，紫花地丁 20 克，白术 15 克，生山药 30 克，党参 20 克，桑寄生 15 克，车前子 10 克（包煎），泽泻 10 克，甘草 15 克。3 剂。

煎服法：日 1 剂，水煎服，分 2 次温服。

六诊（1989 年 12 月 5 日）：尿液淡黄透明，尿蛋白（－），白细胞 0～1 个/高倍视野，感冒症状减，咽红，舌白苔，脉五至而弦。

处方：金银花 25 克，连翘 25 克，板蓝根 20 克，白术 15 克，生山药 30 克，党参 30 克，桑寄生 15 克，藕节 25 克，白茅根 25 克，陈皮 15 克，茯苓 15 克。3 剂。

煎服法：水煎服，日 1 剂，分 2 次温服。

七诊（1989 年 12 月 26 日）：尿液淡黄透明，白细胞（－），镜下有草酸钙结晶。

后随访，患者痊愈，至今未复发。

之后，本人按此方用药思路治愈小儿肾小球肾炎多例，曾参加全国中西医结合儿科学术研讨会，发表相关论文，并在大会宣读。

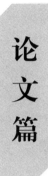

论文篇

治疗小儿咳嗽的经验总结

（写于 1987 年）

咳嗽是小儿常见的症状，因其多因肺脏受病，故有"咳者，肺之本病也"的说法，然而，亦有因其他脏腑病变影响到肺而咳嗽者，即所谓"五脏六腑皆令人咳，非独肺也"。其小儿者，则以外感六淫、内伤乳食、肝火生风者多。咳嗽看来简单，而辨证准确又要药用得当，方才能疗效迅速，否则亦缠绵难愈。我于二十多年的实践中不放过一个咳嗽患者，细心观察，苦于思索，治愈多人。

一、风寒咳嗽

冬令或春夏暴暖突寒，又小儿腠理不密，表邪侵入风寒来肺，肺气失于宣畅而致咳。症见：鼻流清涕，发热或微热恶寒，不渴，咳嗽痰清，舌薄苔白，脉弦，指纹浮红。法宜以宣肺解表为主。拟基本方：紫苏5克，荆芥5克，桔梗5克，旋覆花5克（包煎），杏仁5克，前胡5克，陈皮10克，半夏5克，甘草5克。水煎服，随症加减。

二、风热咳嗽

春时过暖，或冬令应寒反温，风温上犯肺卫，肺失宣肃，热灼津液为痰。症见：咳嗽气粗，鼻流浊涕，咽红，或口渴，发热恶寒，舌尖红，苔薄黄，脉浮数，指纹浮紫。法宜以清肃肺气为主。拟基本方：桑叶10克，牛蒡子5克（捣），前胡5克，黄芩5克，杏仁5克，薄荷5克，芦根10克，甘草5克，水煎服。加减法：咽红肿甚者加板蓝根、金银花、玄参、枳壳；发热恶寒甚者加荆芥；呕吐者加竹茹；咳如犬吠者加射干、山豆根、浙贝母、玄参。此证忌用某些辛温之品，如羌活、细辛、干姜等。还要注意其剂量要轻，量重反而不好，此属"上焦如羽，非轻不举"。

若风湿邪毒壅于肺，热郁血瘀，化脓阻遏，初起寒热、咳嗽、胸痛、喘促，继则吐脓血、舌苔腻浊，脉滑数。治以苇茎汤加金银花、鱼腥草、败酱草等，排脓清肺。胸痛瘀重者加郁金、三七。此证先期注意排脓，后期注意养阴清热。

三、肺热咳嗽

1.症见无表症，咳嗽，口渴，面部右颧红，舌红苔黄，脉数，指纹紫，治以中成药桃花散润肺清热。桃花散由川贝母、生石膏和朱砂组成。药虽简单，疗效确实，使用方便。

2.症见无表证，咳嗽痰鸣，日渐较重，大便秘结，舌苔黄或喜弄舌，脉数，指纹紫。法当泻下清上，用中成药小儿牛黄清肺散；症重者，则可以汤剂药之，可用金银花、连翘、黄芩、鱼腥草、败酱草、桑白皮、地骨皮、生石膏、瓜蒌、沙参、杏仁、大黄、甘草，随症加减。

四、频咳

1.素肺蕴热，又感风寒。症见咳嗽频频或喘，声声不断，甚至夜间不能入睡，或寒热或流涕或头身痛，舌苔或白或黄，脉弦滑，指纹浮紫。治宜散热清热，用以麻杏石甘汤为主。本人体会这里要抓住"频"这个特点，但又要区别于频咳的痉挛性、陈发性之咳。

有人言此咳为寒包火。"风寒外来"于肺，外不得宣。肺中蕴热，内不得肃，故其症急而咳频。麻黄是宣肺第一药，麻杏石甘汤用麻黄的目的是配合石膏宣肺热，杏仁苦温佐麻黄以止咳平喘，甘草调和诸药。本方是由辛温与辛凉药物配伍，以宣泄郁热，清肺止咳平喘。

2."频咳"这个特点还见于一种疾病，那就是急性喉痹，要注意区别。其慢性者仅是清嗓子，其急性者"咳嗽频频"，每次咳则一二声，多则三声，患者会说咳嗽咽痒或常咽痛，查咽底部有颗粒突起。治以疏风清热、滋肝化痰散结、平肝止咳。处方：防风15克，僵蚕10克，桑白皮15克，杏仁10克，桔梗15克，甘草10克，牛蒡子10克（捣），玄参15克，射干15克，浙贝母15克。口渴者加天花粉20克；不喜饮者加黄芩10克；流涕有表证者加荆芥15克，薄荷15克（后下）。对这种"频咳"，单使用麻杏石甘汤是不会有效的。

五、燥咳

秋令久晴，燥邪犯肺，伤津耗气，肺失宣降。症见干咳无痰，鼻咽口唇干燥，舌红黄苔少津，脉小而数。法宜清肺润燥为主。处方：桑叶10克，沙参10克，杏仁5克，生石膏20克，知母5克，浙贝母5克，麦冬5克，甘草5克。若舌红少苔，两颧色红，五心烦热，加牡丹皮、地骨皮、生地黄、玄参，纳差加少量半夏，嘱其配合白梨煮服。

六、顿咳

西医学称顿咳为百日咳，呈阵发性、痉挛性，咳时憋得面红耳赤，咳吐痰涎或食物时暂止，痉咳后伴有特殊的吸气性回声。本人认为该病治法为平肝息风解痉、清肺化痰顺气止咳。基本方：代赭石20克，天麻5克，钩藤15克（后下），地龙5克，僵蚕10克，牛蒡子5克（捣），前胡10克，枇杷叶10克，旋覆花10克（包煎），杏仁10克，白芥子5克（捣），紫苏子5克（捣），陈皮10克，郁金5克。水煎过滤服。兼风寒者加紫苏、荆芥，兼风热加金银花、菊花、蝉蜕、黄芩，兼阴虚血热者加生地黄、知母、牡丹皮、桑叶，纳差加枳壳。随症灵活加减。

按语：①"肝主风"，"风胜则动"，一切震颤、痉挛、抽搐等症都与肝有关。②肝与肺的关系主要表现在气机的升降上。肺居上焦为阳中之阴脏，其气清肃下降，肝居下焦为阴中之阳脏，其经脉贯膈注于肺，其性升发，升发与肃降相互制约，相互协调维持气机的正常运动。在病理上，若肺失肃降，燥热下行波及肝，肝失条达，疏泄不制，除咳嗽之外尚可见胸胁胀痛、头晕、面目红赤等症。此乃"金不制木"。根据以上两点，我对"顿咳"采取平肝息风解、清肺化痰顺气止咳之法。

七、食积咳嗽

食积咳嗽多因饮食不节、消化不良而食积生热。症见：咳嗽作呕，夜间更甚，颧红口臭，不思饮食，腹胀嗳腐，午后发热，手足心热，脉沉滑，指纹沉滞。证属食积中焦。法宜消导化滞，清热止咳。基本方：莱菔子10克（捣），枳壳10克，焦三仙各5克，黄芩5克，陈皮10克，瓜蒌10克，杏仁5克，连翘5克，半夏5克，茯苓10克。水煎服。随症加减忌用滋阴补气之品，如生地黄、玄参、麦冬和党参、大枣之类。

八、暑湿咳嗽

夏日暑热炎盛，蒸犯肺经，热壅肺气，肺肃降失权。症见：灼热或低热汗出，咳嗽喘粗，心烦口渴，倦怠，小便黄赤，舌红苔薄微腻，脉沉缓。法宜清暑宣肺。处方：滑石10克，甘草5克，连翘10克，生石膏30克，西瓜翠衣15克，杏仁5克，桑叶10克。水煎服并嘱其多饮绿豆汤、粥和多吃西瓜。

九、咳声如犬吠

来诊患儿的咳声，哐哐的，粗而震撼，如犬之吠，咽无痛或少痛或声嘶咽痒，舌薄黄，脉数，证属热毒结于会厌，法宜滋阴散结，清热解毒，利咽止咳。处方：桔梗、甘草、射干、山豆根、浙贝母、玄参、桑叶、杏仁、金银花、连翘、牛蒡子、防风、僵蚕。水煎服，随症加减。

十、瘀血咳嗽

《素问·灵兰秘典论》说："肺者，相傅之官，治节出焉。"指出肺有辅助"君主"之功，与之一起共同维持脏腑的生理活动。由于心主血，肺主气，所以肺的相傅作用主要表现在气血相互为用上。血液的运行要有气的推动，而气必须依附于血才能通达全身。"血为气之母，气为血之帅"，"气行则血行，气滞则血瘀"。在病理上，若肺气虚弱，宗气不足，则血行无力，循环瘀阻，从而出现胸闷、气短、心悸、唇舌青紫等症；反之心气不足，血脉运行不畅，阻滞肺络，肺的宣降失司，可出现气滞、咳嗽之症。由于小儿体质素来阳虚，或在治疗中过用寒凉之药，则症见：咳嗽久久不愈，面色青暗，无寒热，手足发凉，不欲玩耍，口唇及舌质瘀暗，舌苔薄白，或触腹肝大，指纹青滞，脉沉。法宜活血化瘀，强心止咳。处方：桃仁5克，红花5克，当归5克，川芎5克，党参10克，紫苏5克，桂枝5克，杏仁5克，陈皮10克，茯苓5克，甘草5克。水煎服。

十一、典型病案举例

例一 姜某，男，2岁，1984年11月4日初诊。

主证：其母代诉，孩子两日来咳嗽，呕吐，哭闹，服对乙酰氨基酚、土霉素片、甘草片无效。望患儿两颧色红，并有裂纹如"麻土豆"，指纹沉滞，舌苔厚腻，闻之咳嗽有痰声，口臭，问之得知厌食、夜咳较重，触腹胀大而拒按，手足心热。

中医诊断：食积咳嗽。

病情分析：由于饮食不节，暴饮暴食，以致食积不化，食物停滞胃脘，脘腹气机阻滞，受纳失职，故厌食而腹胀拒按；食积不化，胃气上逆，故呕吐、口臭；食积化热而生痰，上渍于肺，故咳嗽、手足心热、两颧色红、舌苔黄腻、指纹沉滞。

治法：消导化滞，清热止咳。

处方：莱菔子 10 克，枳壳 5 克，焦三仙各 5 克，黄芩 5 克，陈皮 10 克，瓜蒌 10 克，连翘 5 克，半夏 5 克，云苓 10 克。

煎服法：1 剂，水煎，分 2 日服，1 剂而愈。

例二　丁某，男，8 岁，1987 年 11 月 28 日初诊。

主证：其爷爷代诉，于昨日开始咳嗽，一声接一声，昨晚咳嗽不断而不能入睡，服止咳药水和止咳片均无效。咳嗽频频，鼻流清涕，舌苔白而兼黄，身无大热，诊脉弦滑，诊之为内热外寒之频咳。

病情分析：此证为风寒外来于肺，外不得宣，又内热蕴于肺，内不得肃，痰无出路，故咳嗽频频；风寒外来，故鼻流清涕，热迫于肺，故身无大热；舌白黄相兼、脉弦滑，均属内热外寒之象。法当散寒清热。

处方：炙麻黄 5 克，杏仁 10 克，生石膏 25 克，甘草 5 克，牛蒡子 5 克（捣），陈皮 10 克，前胡 5 克，荆芥 5 克，紫苏 5 克，枳壳 5 克。

煎服法：1 剂，水煎分 2 次服，1 剂而愈。

例三　周某，女，6 个月，于 1979 年 12 月 5 日就诊。

病史：2 个月之前，患儿感冒发热、流涕、咳嗽，经医院儿科治疗后热退咳减，但咳嗽一直不愈，在家服用小儿止咳糖浆、小儿止咳金丹、土霉素片等不见好转，又到某院儿科肌内注射青霉素、链霉素仍不见好转，反而加重。

主证：面色青白，手足发凉，咳嗽，不喜欢玩耍，口唇及舌质瘀暗，脉沉，指纹紫滞。

病情分析："肺为相傅之官"，病久则肺气虚弱而导致气不足，阳气虚衰，血瘀不畅，故面色青白，唇舌瘀暗，指纹紫滞。手足乃血行之末端，今心阳虚不能温煦，故手足发凉。心在志为喜，《素问·灵兰秘典论》又言"膻中者，臣使之官，喜乐出焉"。今心气虚，又因之而瘀，膻中失于宣布，故不喜玩耍。肺喜温润，而今心阳虚弱，血行不畅，故肺亦为之瘀而影响宣布肃降之职，故瘀而生痰致咳。

中医诊断：咳嗽。

辨证：血瘀证。

治法：强心活血化痰止咳。

处方：桃仁 5 克，红花 5 克，郁金 5 克，当归 5 克，党参（或红参）10 克，桂枝 5 克，杏仁 5 克，生姜 5 克，陈皮 10 克，云苓 5 克，甘草 5 克，丹参 10 克。1 剂。

煎服法：水煎分服。

服药四小时后，患儿已能玩耍，尽剂而愈。

浅谈《周易》的"三位一体"观

（写于 1986 年）

周易的基本符号为"--"和"—"，即阴爻和阳爻，象征事物对立统一的两个方面，与现代哲学中矛盾论的一分为二思想相一致。而由爻变动组成的八卦，每卦为三爻。这个"三"不是古人随意乱画，而是根据"古者包牺氏之王天下也，仰则观象于天，俯则察法于地，观鸟兽之文与地之宜，近取诸物，于是始作八卦"而来。每卦三爻象征着天、地、人三才，"三才而两之"则产生重卦，"六爻之动，三才之道也"。这里体现了三位一体的思想。

三位一体是客观存在的，如上、中、下，左、右、中，天、地、人，多、少、均；数学中的正数、负数、零；化学中的酸、碱、盐；中药性中的寒、热、平；辨证中的阴虚、阳虚、阴阳两虚；以及气虚、血虚、气血两虚等。

中医学中《伤寒论》中分三阴、三阳六经辨证。三阳经的太阳为表，阳明为里，少阳为半表半里为转枢；三阴经的太阴为里为阴、属寒之初，少阴经为里为虚、属寒之盛，厥阴经为寒热错杂为转枢。《说文解字》言："太极者中，天地定位则阴阳分，两仪也。坤下一阳生震，少阳也，二阳生兑，三阳乾则老阳矣。老阳之下生一阴巽，少阴也，二阴生艮，三阴则老阴矣。"中医学中的三阴三阳源于此，也就是阴阳转化的三个阶段。这里也包含着三位一体的思想。此外温病学中的三焦辨证，上焦心肺，中焦脾胃，下焦肝肾，亦寓此意。

有人会问："三位一体和一分为二的观点是否相违背？"回答是否定的。我们认为一分为二是说明一切事物都具有对立统一的两个方面，即《易经·系辞上》所言，"一阴一阳谓之道"。而三位一体是说明阴阳之间某一"转变区"或者"分界区"，也就是一分为二的这个"分"字，如从"天、地、人"来看，人上为天，人下为地；数轴中零左边的数为负数，零右边的数为正数等。

既然如此，那么三位一体在中医的临床中有何意义呢？下面略谈粗浅之见。

1. 天地人三位一体。人类生活在天地之间即自然界中。人体的生理功能和病理变化不断地受到自然界的影响。人类在能动的改造和适应自然界的斗争中维持着机体的正常生命活动，人和自然界密切相关。因此在中医学理论中，特别是辨证施治中要因天、因地、因人制宜。

2. 注意把握疾病发展的阶段性。一般疾病分为初期、中期、末期。《伤寒论》中阳经分为太阳、少阳、阳明，阴经分为太阴、厥阴、少阴，即表、半表半里、里。温病学中的三焦辨证将人体分为上焦、中焦、下焦。施法用药要把握疾病发展的各个阶段。叶天士说："大凡看法，卫之后方言气，营之后方言血。在卫汗之可也，到气才可清气，入营犹可透热转气，如犀角、玄参、羚羊角等物是也。于血就恐耗血动血，直须凉血散血，如生地、丹皮、阿胶、赤芍等物。否则前后不循缓急之法，虑其动手便错。"但临证时也不可刻舟求剑，要注意具体变化。

3. 脾胃居中，位人体上下内外之转枢，为"水谷之海，后天之本"。因此我们治疗疾病时一定注意脾胃之气的存亡，用药时要时时护胃。

4. 丰富了八纲辨证。八纲辨证即阴阳表里寒热虚实。在三位一体的观点和思想中，还应存在阴阳之间、表里之间、寒热之间、虚实之间的问题。于是让我们去想一想、查一查是否有阴阳两虚、半表半里、寒热夹杂、虚实相兼的问题。

5. 在阴阳表里、寒热虚实复杂的证候中，其治疗要注意和法的应用。如《伤寒论》邪在少阳、瘟疫的邪伏膜原、湿热病的邪留三焦，以及疟疾、肝脾不和、气血不和，还有《伤寒论》的痞证用寒热互用的五泻心汤、气阴两虚的脉结代等，都是用了和法。

综上所述，三位一体是《易经》的一个哲学思想，它与一分为二并不矛盾，在临床辨证施治中有一定的实际意义和指导作用。以上就三位一体略谈管窥之见，不妥之处请同道斧正。

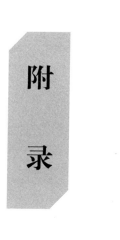

附 录

临床点滴，大海拾贝

※ 肾阴虚，舌红少苔又盗汗者，用知柏地黄汤，要加龙骨、牡蛎。

※《傅青主女科》中治疗肥胖不孕的加味补中益气汤方有效。

※ 治白疕方：栀子15克，土茯苓30克，川芎30克，枸杞子20克，浙贝母30克，生地黄15克，白花蛇舌草30克，牡丹皮15克，黄精15克，苦参15克，当归15克，沙参15克。有患者用之有效。

※ 鼻炎症状表现为鼻塞流清涕或黄涕，或兼头痛，服消炎药及鼻炎康无效。根据肺主皮毛、肺开窍于鼻的理论拟方：羌活10～15克，白芷15克，牛蒡子10～15克（捣），薄荷15克，荆芥15克，黄芩15克，麦冬20克，天花粉20克，甘草10～15克。流黄涕者加金银花15克，连翘15克，或随症选加生石膏30克，藿香15克，薏苡仁30克等，屡用屡验。对于鼻塞而无涕者，可参考陈士铎之方：柴胡3克，当归9克，浙贝母9克，辛夷3克，栀子9克，玄参30克。

※ 对于顿咳，根据"风胜则动"结合顿咳的特点：痉挛性、阵发性，咳时憋得脸红、呕吐等联想到"肝主风"，"风胜则动"，治之不仅要治肺亦要治肝。自拟方：僵蚕10克，钩藤

205

26 克，代赭石 25 克，郁金 10 克，旋覆花 10 克，枇杷叶 15 克，前胡 15 克，白芥子 10 克（捣），牛蒡子 15 克（捣），杏仁 10 克，茯苓 15 克，赤芍 15 克。根据症状配加荆芥、牡丹皮、陈皮、枳壳、紫菀、款冬花、麻黄、车前子、防风等，屡用屡验。

※ 对于玫瑰糠疹，根据"肺主皮毛"和"血热发疹"制方：蝉蜕 10 克，杏仁 10～15 克，牛蒡子 10～15 克，桔梗 15 克，苦参 15 克，白鲜皮 20 克，地肤子 20 克，牡丹皮 15 克，紫苏 15 克，生地黄 20 克，玄参 15 克，当归 15 克，首乌藤 30 克，蒺藜 20 克，甘草 15 克。该方临床应用效果明显，治愈快，加杏仁是为了润燥，增添生地黄、玄参、当归滋阴作用，因为此疹脱皮，此方有升提肺气、清热、活血化瘀、滋阴润燥止痒的功效。

※ 2005 年 3 月 10 日，一老妇干呕厌食并便秘，喜热饮，手心热，指尖凉，舌苔薄白，脉结代，左关弦。初服大柴胡汤无效，后改用炙甘草汤加白芍 30 克，黄芩 10 克，半夏 10 克，柴胡 15 克，干姜 10 克，石斛 15 克。患者用后大便得通，食欲增，干呕止，脉结代明显好转，后大便次数增多，减黑芝麻，加白术、生牡蛎而愈。此类病证既有心气阴两虚又有肝火脾虚寒，错综复杂，所以必须考虑全面，方能治愈，千万不能粗心大意。

※ 2005 年 12 月 12 日，周某，男，3 岁，恶心呕吐，头晕头痛，咳嗽，多方少效。处方：青蒿 10 克（后下），竹茹 10 克，半夏 10 克，赤芍 15 克，茯苓 15 克，黄芩 10 克，杏仁 10 克，陈皮 6 克，薏苡仁 30 克，滑石 20 克，青黛 6 克（包

煎），柴胡 10 克，苍术 6 克，郁金 10 克，厚朴 6 克，川芎 5 克，草果 7.5 克（打，后下）。覆杯而愈，效如桴鼓。其母曰：此方应记下。

※ 对于老年人，应该尽量采取补其不足的治法。注意湿痰伤阳，苔滑腻，应以温药、健脾药，慎见肝脉大克土，就用以平肝，反而解决不了问题。"见肝之病，知肝传脾，当先实脾"。这句话讲得很深刻。老人之病，三阴证多，机体功能低下，要顾护阳气。

※ 有患者舌红少苔，中前有裂，少寐心烦，心悸盗汗，脉大。一用生地黄、玄参、地骨皮等滋阴药并用栀子而出现泄泻，患者反而不能休息好。所以一定要慎用栀子。栀子用于清热解毒宜生用，凉血止血亦妙用。用之应根据具体情况配合茯苓、山药、黄连、白芍、干姜等，问其素日大便情况，栀子用 6 克或 7.5 克或 9 克，大便干燥可用 10～15 克。

※ 周尚明（周尚才之弟）治跌打损伤方：乳香 50 克，没药 50 克，三七粉 100 克，自然铜 15 克，儿茶 15 克，桃仁 30 克，红花 50 克，土鳖虫 100 克，螃蟹 30 克，冰片 20 克，血竭 150 克，穿山龙片 20 克，炙马前子 25 克，黄瓜子 100 克。上药碾为粉末，1 次 5 克，日 2 次。

※ 对发热病，特别是高热不退，注意考虑到肝、肝经，因为肝属木，木能生火，根据具体情况考虑龙胆泻肝汤、青黛升降散、三仁汤、甘露消毒丹，往来寒热者选用小柴胡汤、蒿芩清胆汤、碧玉散。

※ 尿白浊验方：益智仁 15 克，桑螵蛸 30 克，当归 30 克，生地黄 40 克，红参 15 克，乌药 30 克，香附 20 克，肉桂

15 克，附子 15 克，白芍 15 克，甘草 15 克，山药 30 克，枇杷叶 30 克，丹参 50 克。

※2009 年 4 月 12 日，在用麻杏石甘汤时加了陈皮、半夏，患者服后而吐。这是热伤津，胃阴不足，应加芦根为是。有患者卧咳重，有痰，特别是胸中有痰有热者应加葶苈子或车前子配旋覆花。应用二陈汤时也要注意，特别是有热患者。

※葶苈子苦、辛、大寒，归肺、膀胱经，可泻肺平喘，利水消肿。如《金匮要略》云"肺痈，喘不得卧，葶苈大枣泻肺汤主之"。药理研究证明葶苈子有心肌正性肌力作用，且可减慢心率，对肺源性心脏病心功能不全患者有减轻心脏负荷、缓解肺淤血作用。葶苈子一般用量为 15 ～ 30 克。

※有人用六味地黄汤减去熟地黄加车前子、葶苈子治内科耳性眩晕，对卧眩晕重者有明显疗效，用之确实。

※肺炎在没有表证，即无涕、无鼻塞、无寒热时，不用麻杏石甘汤而用清气化痰饮。处方：前胡 15 克，桔梗 15 克，甘草 15 克，桑白皮 15 克，杏仁 10 克，黄芩 15 克，黄连 7.5 克，连翘 15 克，瓜蒌仁 10 克，芦根 20 克，玄参 15 克，麦冬 20 克。亦可用羚羊清肺丸。

※糖尿病患者久咳不愈，西医查肺有轻微炎症，用羚羊清肺丸有效。

※周尚明治失眠药面：酸枣仁 500 克，麦冬 50 克，红参 100 克，云苓 100 克，三七粉 100 克，阿胶 50 克，葛根 30 克，川芎 30 克，绞股蓝 30 克，毛冬青 20 克，煅石英 25 克，刺五加 30 克，玫瑰花 40 克，女贞子 100 克，何首乌 50 克，丹参 35 克，檀香 20 克，百合 50 克。

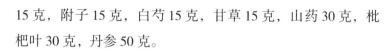

龙江杏林医案医话

※ 里急后重的治疗：对于痢疾，用香连丸、芍药汤、木香槟榔丸等；肠中有气滞者，在方药中加木香，每每见效。若不效者，其一是阴虚，舌红少苔、有裂纹、脉细或舌有少量黄苔（块状），用黄连阿胶汤加当归、乌梅；其二是气虚者用补中益气汤。

※ 对于小儿合面而睡（趴着睡），过去仅认为是虚寒所致，其实也不尽然。宋·钱乙在《小儿药证直诀》中认为是心热，说："视其睡，口中气温，或合面睡，及上窜咬牙，皆心热也。导赤散主之。"解释说："心气热则心胸亦热，欲言不能而就冷之意，故合面卧。"此用于临床，确实有效。

※ 周尚明治胸痹（冠心病）喜用药方：茯苓 50 克，酸枣仁 400 克，三七 50 克，血竭 50 克，安息香 15 克，养心草 20 克，万年青叶 20 克，绞股蓝 25 克，西洋参 100 克，葛根 50 克，川芎 40 克，麦冬 40 克，女贞子 50 克，鸡内金 40 克，金钱草 50 克，凉粉草 40 克，刺老鸦 30 克，郁金 30 克，降香 20 克，丹参 40 克。上药为末，口服，每次 6 克，日 2 ～ 3 次。

※ 治疗鼻增殖体肥大处方：金银花 15 克，连翘 15 克，薄荷 15 克，荆芥 15 克，白芷 15 克，羌活 15 克，麦冬 20 克，黄芩 15 克，天花粉 20 克，牛蒡子 15 克。有痰打呼噜重者加白芥子 10 克，陈皮 10 克，半夏 10 克，云苓 20 克，葶苈子 15 克有效。根据具体辨证可以参考陈士铎方：柴胡 5 克，辛夷 5 克，栀子 15 克，当归 15 克，浙贝母 15 克，甘草 5 克，玄参 30 克。疗效更佳。

※ 天麻钩藤饮与镇肝熄风汤都是平肝，区别应用应注意舌苔情况。舌苔黄腻者用天麻钩藤饮，舌红少苔者用镇肝熄

风汤。

　　※ 风寒性头痛及西医所言神经性头痛，注意应用川芎茶调散，若不效，可加虫类搜风药：蜈蚣3条，有效。方中川芎、细辛为要药。表证不明显者也可用川芎茶调散。

　　※ 胃虚有寒，头痛恶心，肝气不舒，注意应用吴茱萸汤。

　　※ 手心发热：①食火，多见于小儿，纳差，两颧燥红而裂，用保和丸，便秘加栀子、紫苏子。②消谷善饥，则注意清胃热，如加生石膏、知母、蒲公英等便于滋阴。③舌红少苔、盗汗属阴虚，注意滋阴清热，用生地黄、玄参、牡丹皮等。

　　※ 有高血压、乙肝又有鼻炎，两寸脉弦大，先按高血压、乙肝治疗效果尚好，若在中途集中治疗鼻炎用了一些羌活、白芷、薄荷、荆芥、牛蒡子、麦冬、天花粉、甘草，因其中含有发散之药，患者会感不适，血压回升，值得注意。

　　※ 对肾小球肾炎，大量应用白茅根、石韦、益母草、桑寄生、杜仲很有效果。

　　※ 平肝之药如钩藤、僵蚕和郁金治疗痉挛性咳嗽有效。由此联想：脑血管痉挛等必要时可否配用?

　　※ 治疗肝硬化腹水用补法好，如用党参、白术、茯苓、当归、甘草等，用柴胡、赤芍、白芍、香附、桃仁、红花等药亦好，有效果。

　　※ 冠心病患者脉促，用炙甘草汤时重用了生地黄，效果不佳，服后胃胀，其原因为患者有湿浊，应当注意加减用之。

　　※ 两尺脉细者，可能由阴虚火旺、风湿、气喘、气虚、肝经湿热下注、结肠炎、双手麻木发凉等多因素引起，不能见此就定为阴虚火旺，要结合四诊而定。

※ 寸脉浮，病在表；尺脉浮，病在里。

※ 凡是脾胃功能差者运用滋阴药时，尽管是舌红苔薄，也要注意消导，否则易引起腹胀。如一患者 55 岁，少寐，舌红少苔，便秘，盗汗。用酸枣仁汤加百合、龙骨、牡蛎、葶苈子、地骨皮、紫苏子，服后腹胀；如果加用焦三仙、莱菔子、枳壳、连翘等，可能就不会出现这种情况。

※ 赤芍重用 60 克有降血胆红素作用。在治疗肝硬化腹水时重用白术可达 60 克并有通便作用。

※ 2001 年 11 月，一患者感冒发热、流浊涕、咳嗽，其显著特点是纳差、不吃不喝。其服银翘解毒散加鱼腥草、前胡、黄芩、半夏等后吐了，但是服用藿香正气水不吐，晨起热退至 38.4℃，已三天未大便。药方改用大柴胡汤，服后食欲好转，大便了且热退了。这启示当咳嗽用一般治风热咳嗽药不效，但是用小柴胡汤加五味子、干姜则咳止，特效。服药后渴饮可加天花粉。心得：①不吃不喝、呕，就应想到柴胡汤证；②咳嗽在用辛凉药物治疗，症状不减轻甚至加重时，应该温肺止咳，即发散多了不效，应该收一下。

※ 一儿童高热不退，已静滴一周清开灵。主证：不吃不喝、舌红，已几天不大便，咳嗽，无汗，高热不退。用大柴胡汤加青黛、鱼腥草、前胡、荆芥、薄荷，一剂热退。

※ 高血压心脏弱之人不用石菖蒲，实践证明用之则出现不适，甚至呕吐等。

※ 苦参虽然强心，但量大用之会引起患者不适。

※ 在血压偏高时应用白茅根、益母草，会有人产生不适，出现压差小；反过来说压差小者不要用此二药。

※ 气逆失眠者，注意应用代赭石。

※ 要严格遵守叶天士的卫气营血辨证，到哪就治哪。若发热或高热，无涕，无鼻塞，不畏寒，表证不明显，有微汗、少汗、口不渴，开始用了解表之药来退热，而热不退，后来在药中加生石膏，热即退。有阳明证，而又无多汗、口渴、无涕，这时应重在阳明，适当透卫则愈。

※ 应用小青龙汤要注意，有的患者心烦、胸闷、痰多咳嗽不得卧，不要因为失眠不能入睡而不用，应在方中加入生石膏。

※ 对于肝阳头痛、颠顶痛者，不可用川芎茶调散之类药；有项强者，也要考虑是否有肝阳上亢，有者应注意加用、重用白芍、甘草为妥。

※ 应用鱼腥草，对舌红少苔者疗效比较好，并且止咳时常配伍前胡。

※ 柴胡用于和解退热用量大（12～18克），用于疏肝解郁用量宜偏轻（3～6克）。

※ 金樱子配菟丝子对夜尿多者有效。

※ 对于咽肿色淡红、浅紫及鼻塞，用羌活、白芷不显效者可加细辛。

※ 治过早搏动抄方：党参30克，白术15克，云苓15克，制首乌15克，补骨脂15克，姜黄15克，茵陈15克，炙甘草15克，酸枣仁15克，龙骨粉20克，葛根30克，瓜蒌20克，桂枝15克，钩藤20克，地龙15克，另服三七粉3克。

※ 治感到憋尿方，按肝肾阴虚、湿热下注拟之。处方：生地黄15克，熟地黄15克，山茱萸10克，山药15克，牡

丹皮 10 克，泽泻 15 克，茯苓 15 克，草薢 15 克，乌药 10 克，益智仁 10 克，石菖蒲 10 克，当归 10 克，丹参 15 克，王不留行 10 克，薏苡仁 30 克，防己 10 克，知母 10 克，黄柏 10 克。

※ 会厌解毒汤治疗喉风方：黄连 6 克，山栀子、生大黄、射干、牡丹皮、郁金、牛蒡子、麻黄、天竺黄、僵蚕、陈胆星各 10 克，浙贝母 15 克，水牛角 60 克，胸憋闷加瓜蒌。如在治疗过程中风邪得解，全身与局部症状减轻时可重用玄参。

※ 咳如犬吠方：射干 15 克，桔梗 15 克，浙贝母 15 克，玄参 15 克，杏仁 10 克，菊花 15 克，瓜蒌 20 克，牛蒡子 10 克，山豆根 15 克，青果 5 克，甘草 10 克。

※ 肝郁气滞化火、自主神经紊乱方：柴胡 7.5 克，白芍 10 克，香附 10 克，川芎 10 克，枳实 10 克，陈皮 10 克，半夏 10 克，云苓 10 克，竹茹 15 克，薤白 10 克，瓜蒌 20 克，石菖蒲 15 克，远志 10 克。睡眠差者加丹参 25 克，炒酸枣仁 20 克，栀子 10 克，首乌藤 30 克。此方对心肌缺血亦有较好的效果。

※ 应用健脾方法，治愈气虚崩漏方：红参 15 克，白术 15 克，云苓 20 克，甘草 15 克，生山药 50 克，陈皮 15 克，藕节 50 克，白茅根 50 克。水煎服，这里要重用生山药。

※ 健脾丸治疗脾虚便秘一例：刘树兰，男，68 岁，形体肥胖，中风后遗半身不遂多年。该患经常便秘，用开塞露或承气汤之类能泻下，停用则依然如故，诊脉缓，舌苔略黄而润，仔细询问大便是先硬后溏。此乃脾虚湿阻之便秘，予人参健脾丸，按说明服，愈。

※2011 年 11 月 15 日，实践证明肝硬化患者，服大黄䗪虫丸配服乌鸡白凤丸，有效。

※ 关于外感引起的咳嗽，若咳之频繁（一声接一声），应用麻杏石甘汤或加味有效。原先应用治愈几例，今天（1987年 11 月 28 日）又一次得到证实。丁某之子咳嗽频频，拟处方：麻黄 10 克，杏仁 10 克，生石膏 50 克，甘草 15 克，牛蒡子 15 克，陈皮 15 克，前胡 15 克，荆芥 15 克，紫苏 15 克，枳壳 15 克。1 剂，水煎服。患者 11 月 30 日来诊，言其效如神。

※ 关于发热患者，有用药后或未经用药而便稀的问题，应该考虑到湿邪作怪。比如某患者在医院治疗时，高热不退曾用清瘟败毒饮，服后高热仍不退，并出现便稀、舌苔黄厚。如果当时改用三仁汤合升降散或藿朴夏苓汤就好了。该患平时是阴虚体质，常是舌红少苔、手足心发热，并经常便秘，就忽视了湿的存在。在便稀有湿的情况，即使当时舌红少苔，只要高热不退都可以应用升降散合三仁汤，即邓铁涛方：杏仁 12克，滑石 15 克，通草 6 克，白蔻仁 5 克（打，后下），淡竹叶10 克，厚朴 6 克，薏苡仁 20 克，法半夏 10 克，白僵蚕 6 克，片姜黄 9 克，蝉蜕 6 克，苍术 6 克，青蒿 10 克（后下），黄芩 10 克。曾经有一 6 岁女孩，舌红少苔（或花剥苔），而便稀尿黄，高热不退，咳嗽，按湿温治疗，应用三仁汤合升降散而愈。这也就是说舌红少苔、素有阴虚者，在湿温高热病中也不能按入血分治疗。有湿的情况下，也要从湿而治。这是从失败中总结出来的经验，也是"从证舍舌"。

※ 面部有红疹，鼻头色红或有痤疮，饮水可以显效。尽

管有便稀，舌淡苔白，舌边齿痕，也不可用补法，如四君子汤加味等。

※ 治咳方用五味子，必伍以干姜、半夏，则可制约它的收敛性。

※ 咳嗽方中不用鸡内金，会出现咳嗽不爽，宜忌之。

※ 感冒风寒之咳嗽不可常用葶苈子。

※ 紫苏子得前胡能降气，祛痰、祛风、散热，得厚朴、陈皮、半夏内疏痰饮，得当归能治咳和血，润肠通便。

※ 肾火微则痰湿上泛，痰饮停积又碍。因肾火故用沉香、肉桂温肾纳气归肾，痰涎少者不宜用。

※ 阴痒久治不效，经辨证可用人参归脾汤加栀子 10 克，柴胡 7.5 克，牡丹皮 15 克。配合熏洗药方：透骨草 30 克，艾叶 30 克，苦参 20 克，地骨皮 20 克，丹参 20 克，蛇床子 20 克。每剂煎出水 1000mL，煎 2 次，熏后坐洗。

※ 阴痒验方：苦参 10 克，地肤子 30 克，儿茶 10 克，五倍子 30 克，蛇床子 15 克，白鲜皮 10 克，乌梅 10 克，明矾 15 克（单包后下）。水煎外洗（坐浴）。

※ 卧则眩晕验方：山药 30 克，山茱萸 15 克，云苓 20 克，泽泻 20 克，牡丹皮 15 克，车前子 15 克，葶苈子 15 克，川芎 15 克，菊花 15 克。恶心呕吐加半夏 10 克，陈皮 10 克；眩晕重者加钩藤 15 克，薄荷 15 克；耳鸣加五味子 10 克，枸杞子 15 克；项强加葛根 15 克，羌活 10 克。

※ 周平安用柴胡脱敏汤治疗支气管哮喘。处方：柴胡、黄芩、芍药、丹参、乌梅、甘草、广地龙、全蝎、蝉蜕、麻黄、防风，痰多加葶苈子，水煎服，每日 1～2 剂。此方治疗

肝哮、肝风侮肺证，其证多有哮喘的夙根，又由外风引动。周平安治疗支气管哮喘亦多从上方选用，如选用柴胡 10 克，黄芩 10 克，白芍（或车前子）15 克，防风 10 克，乌梅 10 克；根据实际情况配合麻杏石甘汤或三物汤或小青龙汤，多选穿山龙 15 克，石韦 15 克；久病体虚者或配合黄芪、金银花、当归、生甘草等。

※ 邓铁涛治疗甲状腺功能减退症处方如下。①黄芪 30 克，党参 18 克，白术 24 克，当归 12 克，炙甘草 6 克，柴胡 6 克，巴戟天 9 克，枸杞子 9 克，陈皮 3 克。②黄芪 18 克，茯苓 30 克，白术 24 克，何首乌 24 克，泽泻 9 克，桂枝 9 克，山药 9 克，淫羊藿 9 克，菟丝子 12 克。甲方偏于健脾，乙方偏于补肾。

※ 对手足出汗、手足热者用二陈汤加黄连、白芍；手足冷者，用理中汤加乌梅；平素体质弱者用十全大补去川芎加五味子。

※ 对阴汗，用龙胆泻肝汤加 1 ～ 2 味风药，或用当归龙荟丸及二妙散。

※ 对自汗，辨证选用当归六黄汤、黄芪健中汤，甚者当归六黄汤加附子，黄芪健中汤加当归。甚者加熟地黄、芪附汤、术附汤、参附汤、补中益气汤、玉屏风散、当归补血汤、真武汤、羌活胜湿汤、桂枝汤、都气丸等。

※ 周平安用香附对胸腔积液有特殊效果，辨病用之。

※ 麻黄连翘赤小豆汤治疗湿毒内陷急性肾炎，曾用此方治疗过敏性紫癜肾炎。处方：麻黄 6 克，连翘 12 克，赤小豆 24 克，杏仁 9 克，甘草 6 克，生姜 9 克，桑白皮 9 克，大枣 4

枚。未有汗者加麻黄量至9克。兼用甘麦大枣汤加生地黄、紫草、女贞子、墨旱莲。

※ 防己黄芪汤治慢性肾炎（风水）。

※ 真武汤和六君子汤加减治疗尿毒症。

※ 舌左侧苔白主血虚气弱。

※ 补中益气汤治疗脾虚气陷长期尿血，可加知母、黄柏以滋阴水，消阴火。

※ 凡脾胃不足，喜甘恶苦，喜补恶攻，喜温恶寒，喜通恶滞，喜升恶降，喜燥恶湿。

※ 倘人两尺虚微或是肾中水竭或是命门火衰，若再一升提，则若大木将摇而拔其本也。

※ 补中益气汤加减法：血不足重用当归；精神不济加人参、五味子；口咽干加葛根；头痛加蔓荆子，痛甚加川芎；脑颠痛加藁本、细辛；风湿相搏一身尽痛加羌活、防风；有痰加半夏、生姜；胃寒气滞加木香、青皮、白蔻仁；腹胀加枳实、厚朴、木香、砂仁；腹痛加白芍、甘草；能食而心下痞加黄连；阴火加黄柏、知母；大便秘加酒煨大黄；咳嗽者加旋覆花、款冬花，冬季加麦冬、五味子、麻黄不去根节，秋季加麻黄、黄芩。

※ 当归芍药散治疗腹痛（当归、白芍、川芎、泽泻、茯苓、白术）。适应证：男女老少脐旁至胸下挛急痛，如女性子宫疼痛、头目眩晕、心下悸、肉瞤筋惕（水气为怒）、目赤痛（是水气夹血上浮目中呈粉红色，不如暴火眼之深红并肿）、面色萎黄、腰膝易冷、小便频数或不利。

※ 生姜泻心汤治干呕、食臭、腹中雷鸣（黄连忌大量）。

适应证：慢性胃炎、消化不良、下利、胃酸过多、胃扩张。

※ 痛泻要方治风泄（白术 12 克，白芍 9 克，陈皮 6 克，防风 3 克），临证见慢性胃肠炎，日泄泻四五次，泻前腹辘辘作响而痛，痛则急登厕，矢气多，溏便掺泡沫。

※ 甘草泻心汤治中焦气虚、大便燥结证，临证见饥时胃脘胀痛，吐酸，得按则痛减，得矢气则快然，唯矢气不多，亦不渴，面见虚浮，脉濡缓。

※ 周平安教授常以甘草泻心汤加减治疗口腔溃疡，多收良效。基本拟方：生甘草 10 克，半夏 9 克，黄连 6 克，黄芩 10 克，干姜 6 克。加药选：金银花、连翘、淡竹叶、紫花地丁、紫草、蒲公英、知母、生石膏，加细辛、白芷以止痛而促进疡面愈合，以及牡丹皮、玄参、藿香、佩兰、枳壳、川芎、酒大黄、女贞子、墨旱莲、当归、生地黄、党参、黄芪。

※ 小陷胸汤、甘草泻心汤，治胃窦炎、胃脘痛。小陷胸汤：黄连 6 克，半夏 9 克，全瓜蒌 9 克，岳美中加枳实。甘草泻心汤：甘草 30 克，黄芩 6 克，干姜 6 克，半夏 9 克，大枣 4 枚。岳美中加柴胡、白芍、龙骨、牡蛎。

※ 资生丸治疗脾虚证。处方：人参 45 克，茯苓 30 克，白术 45 克，山药 30 克，薏苡仁 22.5 克，莲子 30 克，芡实 22.5 克，甘草 15 克，陈皮 30 克，麦芽 30 克，神曲 30 克，白蔻仁 12 克，桔梗 15 克，藿香 15 克，川连 6 克，砂仁 22.5 克，白扁豆 22.5 克，桂皮 22.5 克。

※ 大柴胡汤加味（加金钱草、滑石、鸡内金各 12 克）治疗慢性胆囊炎。

※ 应用通阳淡渗法（三仁汤，使转氨酶下降）治疗肝炎

湿滞。

※ 大柴胡汤合小陷胸汤治疗黄疸痞满。

※ 阳虚慢性肝炎先用半夏泻心汤，初起效后用厚朴、生姜、半夏、人参汤，愈。

※ 对慢肝肝炎，一般多以清热利湿化瘀为主，在初中期是有效的。若病程长，甚至 3～5 年不愈者，并有肝硬化倾向者，则应考虑是否因久服清利克伐之剂而伤气血。在有脘闷胁痛（多刺痛）的情况下，纵有瘀滞与肝功能不正常，亦宜顾及是无力康复还是正虚似邪，慎重投药，果有虚象则以四物汤养心或加入他药消除症状，恢复肝功能，用圣愈汤或四物汤加黄芪收效。

※ 加味抑肝散治疗慢性肝炎。处方：当归 9 克，川芎 6 克，钩藤 9 克，柴胡 9 克，白术 9 克，云苓 9 克，清半夏 9 克，橘红 6 克，炙甘草 4.5 克。本方治疗肝炎久不愈而功能异常。胁痛脘闷，肝稍肿大，证属阳虚者，加入瓦楞子、橘叶。本方亦应用于神经衰弱、癔病、围绝经期综合征、中风、夜啼、疲劳症、四肢痿弱症、妊娠性剧吐、小儿痫。瓦楞子味咸性寒，化痰积，消血块；橘叶味苦性平气香，能宣胸膈逆气，消肿散毒。二药均入肝肾合用为峻。

※ 炙甘草汤：叶天士常用此方治荣卫亏损之证，对半身麻木感效果颇著。适应证：心悸亢进（或有脉结代者），皮肤枯燥，容易疲劳，手足心烦热，大便秘结等。

※ 加味冠心通汤治疗胸痹：某患，女，32 岁，患风湿性心脏病二尖瓣狭窄，患脑栓塞愈后有胸闷气短，天阴更觉胸膺发憋，急躁，脉左部滑。用加味冠通汤：党参 12 克，当归 12

克，薤白18克，红花9克，延胡索12克，郁金9克，丹参12克，瓜蒌24克，鸡血藤24克。

※ 凉肝法治疗高血压眩晕。某患，男，45岁，头晕胀痛7年，每因劳累、情绪不佳而加重，去年偶有心悸、耳鸣，喜嗜烟酒，宿有咳嗽，舌红少苔，左寸盛尺弱，余部沉牢，血压188/102mmHg，用百合、生地黄、菊花、草决明、夏枯草、白芍各12克，桑寄生9克，血压降至148/88mmHg，再加白薇、龙骨、牡蛎，其间血压降至148/（88～90）mmHg，后血压稳定而终止用药。

※ 某患者有慢性肾脏病合并高血压脑病，表现为头痛、头晕、恶心、躁动不安，逐渐昏迷，四肢抽搐，唯有痰，苔黄脉弦，用丹栀逍遥散加减。处方：牡丹皮、栀子、当归、白芍、杭菊花、桑寄生、夏枯草、女贞子、陈皮、竹茹、炙甘草，好转后继用当归、白芍、山药、茯苓、杭菊花、桑寄生、竹茹、牡丹皮、鸡内金、炙甘草。2剂后，患者唯烦躁不寐，用酸枣仁汤。脱险后，继用黄芪、党参、茯苓、甘草、桑寄生、牛膝及六味地黄丸，血压96/70mmHg。

※ 补虚祛风法治疗眩晕症。舌淡是脾阳虚，而脉大是运化失权。用半夏白术天麻汤：姜半夏45克，白术30克，麦芽45克，神曲30克，苍术、党参、炙黄芪、陈皮、茯苓、泽泻、天麻各15克，干姜9克，酒黄柏6克。上药共为粗末，每服9克，日2次。

※ 柴胡加龙骨牡蛎汤治疗顽固性癫痫病。

※ 风热头痛方：连翘15克，菊花15克，桑叶15克，黄芩15克，薄荷5克，苦丁茶10克，夏枯草20克，藁本5克，

白芷 5 克，荷叶边半张，鲜芦根 20 克。屡用屡验。严重者加防风、金银花。

※ 丹栀逍遥散加青皮、薄荷、陈皮、半夏、黄连、香附治经期头痛。

※ 苏子降气汤适应证：慢性气管炎、上盛下虚的梅核气、胸痹疼痛、痰气噎膈。禁忌证：肺肾双虚的咳喘，不见痰气湿盛的症状；肺肾水湿瘀结，痰喘特甚，形气俱实；表邪不解；热盛灼肺或阴虚火旺；大便溏泄，气少食衰；有蛔虫病病史，经常腹痛。

※ 当归四逆汤加吴茱萸、生姜、白芍，治肢端动脉痉挛病，还可以治疗冻伤。

※ 芦根、白茅根或青蒿为对药，用以治疗湿温发热，注意应用。

※ 茯苓治发秃（油风）。

※ 补阳还五汤适用于中风右侧半身不遂，神志清醒，右脉大于左脉，重取无力，舌苔右半边尤白，舌苔淡，转动困难，属于气虚不适者。此方对于左手不用者效果较差。黄芪用量不足 50 克无效，而且原方服后还可能有发热反应，又服黄芪多而脘腹胀宜加入陈皮少许。此方尚可以治疗老年人的帕金森病，表现为脉虚弱、重按欲无者。舌有少量瘀点，首剂用地龙 15 克，黄芪 100 克以缓解症状。

※ 白芍用量若在 30 克以上，对大量吐血的确有较好的止血效果，如肺痨咳血。

※ 治疗外疝病，表现为睾丸肿痛或牵引小腹剧痛。处方：木香 6 克，延胡索 9 克，乌药 9 克，荔枝核 12 克（炒，捣），

橘核炒9克，小茴香9克，桂枝9克，川楝子12克，附子6克，生大黄6克。水煎服。

※治水肿处方：炙黄芪18克，党参18克，炒白术24克，龙眼肉12克，薏苡仁12克，山药12克，白蔻仁15克，干姜6克，炮附子6克，陈皮3克，牛膝9克，生姜3克，大枣3克。罗止园认为久病高度水肿纯属虚寒，"一切热征，均系假象"。

※运用轻量方剂治病适用范围：上焦病、皮肤病、慢性病。动药与静药相配伍用于补益时，动药用量宜轻。

※鹤膝风，表现为膝关节红肿疼痛，步履维艰，拟以《验方新编》四神煎恒效：生黄芪240克，川牛膝90克，远志90克，石斛120克。先煎四味，用10碗水，煎至2碗，再加入金银花30克，煎至1碗，顿服。

※应用古书成方不要随意加减。

※岳美中说："我认为无邪热者不用大黄，无坚积者不用芒硝，若属虚证，两者都宜慎用或不用，免生'虚虚'之弊。"

※芍药养肝补血，敛肝止血，治痢，止痛，用于止血宜生用。女性血崩属于脾不统血者，可在归脾汤中加芍药50～100克。白痢用白芍，赤痢用赤芍，用量25克左右。

※藿香、苍术、厚朴等利湿之品，稍一多用即燥咳不止。

※外邪入里、高热神昏谵语者，应分清是热入阳明还是热入心包。入阳明则大便燥结；入心包则脉象模糊。前者荡涤腑实，后者清心开窍。

※对于盆腔炎的治疗。①盆腔脓肿：银翘50克，蒲公

英、败酱草各50克，冬瓜子50克，赤芍10克，牡丹皮10克，川大黄5克，赤小豆15克，甘草10克，土贝母15克，犀黄丸15克。分2次吞服。②慢性盆腔炎：瞿麦、萹蓄各20克，木通5克，车前15克，滑石20克，延胡索15克，连翘25克，蒲公英25克。③慢性盆腔炎属下焦气滞血瘀：香附15克，川楝子15克，延胡索15克，五灵脂15克，没药5克，枳壳7.5克，木香7.5克，当归15克，乌药15克。

※ 产后急性血栓性静脉炎：桃仁15克，大黄10克，水蛭10克，虻虫10克，忍冬藤50克，生石膏40克，牡丹皮10克，连翘25克，栀子15克，黄芩15克，延胡索10克，赤芍10克。

※ 周平安治急性咽炎常用药：玄参、薄荷、桔梗、射干、牛蒡子、锦灯笼、虎杖、大黄、柴胡、杏仁、枇杷叶。风寒者加防风、荆芥、紫苏叶、生姜同时加入金银花、连翘、薄荷、射干。

※ 周平安治慢性咽炎常用药：玄参、麦冬、生地黄、升麻、柴胡、枳壳、浙贝母、煅瓦楞子、连翘、锦灯笼、桔梗、白茅根、桑寄生、续断、金银花、野菊花、生黄芪、当归、太子参、知母、白芷、薏苡仁、辛夷、苍耳、川牛膝、细辛、甘草、半夏、厚朴、茯苓、紫苏叶、射干、蝉蜕、旋覆花、炙百部、款冬花、穿山龙、土鳖虫、石菖蒲、赤芍。

※ 牛膝善治低钾血症周期性麻痹（《中医杂志》）。处方：怀牛膝15克，鸡血藤15克，龟甲20克（先煎），狗脊15克，党参15克，白术10克，山药20克，续断15克，杜仲10克。

※《中医杂志》载补骨脂外用治疗外阴营养不良，内服小

儿神经性尿频。

※《中医杂志》载牛蒡子治疗三叉神经痛。①二辛煎（生石膏、细辛）合清胃散加味，上方加入牛蒡子30克，患者服3剂疼痛若失，遂以防风通圣丸巩固之，随访1年未见复发。②火郁阳脉痹阻，二辛煎合都梁丸（川芎、白芷）加牛蒡子30克，患者服5剂，痛减又服5剂，诸症消失，后以黄连上清丸巩固，1年未见复发。

※治疗周围性面神经麻痹，重用牛蒡子（30克）效佳。

※重用牛蒡子（30克）配合二辛煎（生石膏、细辛）及都梁丸（川芎、白芷）治疗三叉神经痛效良。另有人报导蔓荆子治疗三叉神经痛有良效。另有报导姜半夏治三叉神经痛，用量30克，2剂，2诊增至60克，配合生石膏30克，细辛6克，僵蚕10克，全蝎6克，白附子10克，川芎10克，川牛膝10克，生姜30克，姜半夏30克。

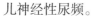

关于疫病中医证型的看法

有人认为一提到"传染"就一定是属温病，这种观点是片面的，"传染"也有寒邪，疫也有寒疫。张仲景在《伤寒论》序中说："余宗族素多，向余二百。建安纪年以来，犹未十稔，其死亡者三分有二，伤寒十居其七。感往昔之沦丧，伤横夭莫救，乃勤求古训，博采众方……为《伤寒杂病论》。"《刻仲景全书序》说："岁乙未，吾邑疫疠大作，予家臧获率六七就枕席。吾吴和缓卿沈君南昉在海虞，藉其力而起死亡殆徧，予家得大造于沈君矣。不知沈君何术而若斯之神，因询之。君曰：予岂探龙藏秘典、剖青囊奥旨而神斯也哉？特于仲景之《伤寒论》窥一斑两斑耳！"上面说明《伤寒论》也治疫，寒疫是客观存在的。

有人说："一人受之谓之温，一方受之谓之疫。"这是把疫病完全归纳于温病之中，但这是片面的。《素问·刺法论》中提到了金疫、土疫、木疫、火疫等五疫。黄帝曰："余闻五疫之至，皆相染易，无问大小，病状相似，不施救疗，如何可得不相移易者？"岐伯曰："不相染者，正气存内，邪不可干，避其毒气。"就是说，疫病有不同的类型，并且强调要顾护正气，注意隔离。又《难经·五十八难》曰："伤寒有几，其脉有变不，然，伤寒有五，有中风，有伤寒，有湿温，有热病，有温病，其所苦各不同。"这就是说广义的伤寒包括湿温和温病。《伤寒论》重点研究人感受寒邪时的一系列发展变化及治法，而温病学是人感受温热病邪所引起的急性热病的发展变化，也可以说温病学是继承和补充了伤寒论，它们都是阐述多种外感热病辨证论治的专著。

什么是"湿"？湿是人体内水液代谢而产生的废物。水可以化为湿，湿可化为饮，饮可凝为痰。湿可以与寒结合为寒湿，或与热结合为湿热。

这里要强调的是，对"湿"病的治疗，用药不要过于寒凉。一定要谨守仲景的"病痰饮者，当以温药和之"的教导，还要记住叶天士的"通阳不在温，而在利小便"，用寒凉药的同时注意配伍温和之药。对湿热型者，要把"湿"与"热"分开，"湿去热孤"就容易治了，切记寒湿疫不要伤阳，湿热疫不要伤阴。

不论是寒湿疫，还是湿热疫，都要牢牢掌握《伤寒论》《温热论》《湿热条辨》《温病条辨》和邓铁涛治疗"非典"的经验总结（载于《碥石集》第五册）。邓铁涛治疗"非典"，应用升降散、三仁汤、甘露饮、麻杏石甘汤、银翘散、藿朴夏苓汤等，临床用之疗效显著。

总之，临证要辨证施治，这是中医的灵魂。

对温病定义的思考

由南京中医学院主编，全国教材会议审定的中医学院试用教材重订本《温病学讲义》前言说提到，通过这次修订，分别对温病的病因、病机作了一些新的论述，例如过去对温病病因的论述，认为是"外感不外六淫"，这次讲义则突出了温热病毒为温病的主因。所以在序言中，把温病概念解释为温病是感受四时不同温热病毒所引起的多种急性热病的总称。这就是说温病的病因是病毒，这样的改动不妥。

在临床中常见到风热型外感，表现为发热、流涕、咽红肿痛或咳喘，即热邪侵犯肺卫。还有温病学中的烂喉痧，初起憎寒发热，继而壮热烦渴，咽喉肿痛，甚或肌肤丹痧隐约，舌苔干燥，舌红如朱，脉弦数或沉数或沉弦不数。以上无论是热邪侵犯肺卫，还是烂喉痧等，血常规检查常出现白细胞计数高，均诊断为细菌性感染，而不是病毒感染。

因此，建议把温病的概念和定义恢复到本来、原样的定义，即"外感六淫"。